中国医学临床百家

吕 帆／著

隐形眼镜与眼健康

吕帆 2017 观点

U0302194

科学技术文献出版社
SCIENTIFIC AND TECHNICAL DOCUMENTATION PRESS

·北京·

图书在版编目（CIP）数据

隐形眼镜与眼健康吕帆2017观点 / 吕帆著. —北京：科学技术文献出版社，
2017.5（2020.10重印）

ISBN 978-7-5189-2676-3

Ⅰ.①隐… Ⅱ.①吕… Ⅲ.①角膜接触镜—研究 Ⅳ.① R778.3

中国版本图书馆 CIP 数据核字（2017）第 101190 号

隐形眼镜与眼健康吕帆2017观点

策划编辑: 蔡 霞 责任编辑: 巨娟梅 蔡 霞 责任校对: 张吲哚 责任出版: 张志平

出 版 者	科学技术文献出版社
地 址	北京市复兴路15号　邮编　100038
编 务 部	（010）58882938，58882087（传真）
发 行 部	（010）58882868，58882870（传真）
邮 购 部	（010）58882873
官 方 网 址	www.stdp.com.cn
发 行 者	科学技术文献出版社发行　全国各地新华书店经销
印 刷 者	北京虎彩文化传播有限公司
版 次	2017 年 5 月第 1 版　2020 年 10 月第 6 次印刷
开 本	710×1000　1/16
字 数	58千
印 张	7.25
书 号	ISBN 978-7-5189-2676-3
定 价	78.00元

序
Foreword

韩启德

　　欧洲文艺复兴后，以维萨利发表《人体构造》为标志，现代医学不断发展，特别是从19世纪末开始，随着科学技术成果大量应用于医学，现代医学发展日新月异，发生了根本性的变化。

　　在过去的一个世纪里，我国现代化进程加快，现代医学也急起直追。但由于启程晚，经济社会发展落后，在相当长的时期里，我国的现代医学远远落后于发达国家。记得20世纪50年代，我虽然生活在上海这个最发达的城市里，但是母亲做子宫切除术还要到全市最高级的医院才能完成；我患猩红热继发严重风湿性心包炎，只在最严重昏迷时用过一点青霉素。20世纪60—70年代，我从上海第一医学院毕业后到陕西农村基层工作，在很多时候还只能靠"一根针，一把草"治病。但是改革开放仅仅30多年，我国现代医学的发展水平已经接近发达国家。可以说，世界上所有先进的诊疗方法，中国的医生都能做，有的还做得更好。更为可喜的是，近年来我国医学界开始取得越来越多的原创性成果，在某些点上已经处于世界领先地位。中国医生已经不再盲从发达国家的疾病诊疗指南，而能根据我们自己的经验和发现，根据我国自己的实际情况制定临床标准和规范。我们越来越有自己的东西了。

要把我们"自己的东西"扩展开来，要获得越来越多"自己的东西"，就必须加强学术交流。我们一直非常重视与国外的学术交流，第一时间掌握国外学术动向，越来越多地参与国际学术会议，有了"自己的东西"也总是要在国外著名刊物去发表。但与此同时，我们更需要重视国内的学术交流，第一时间把自己的创新成果和可贵的经验传播给国内同行，不仅为加强学术互动，促进学术发展，更为学术成果的推广和应用，推动我国医学事业发展。

我国医学发展很不平衡，经济发达地区与落后地区之间差别巨大，先进医疗技术往往只有在大城市、大医院才能开展。在这种情况下，更需要采取有效方式，把现代医学的最新进展以及我国自己的研究成果和先进经验广泛传播开去。

基于以上考虑，科学技术文献出版社精心策划出版《中国医学临床百家》丛书。每本书涵盖一种或一类疾病，由该疾病领域领军专家撰写，重点介绍学术发展历史和最新研究进展，并提供具体临床实践指导。临床疾病上千种，丛书拟以每年百种以上规模持续出版，高时效性地整体展示我国临床研究和实践的最高水平，不能不说是一个重大和艰难的任务。

我浏览了丛书中已经完稿的几本书，感觉都写得很好，既全面阐述有关疾病的基本知识及其来龙去脉，又介绍疾病的最新进展，包括笔者本人及其团队的创新性观点和临床经验，学风严谨，内容深入浅出。相信每一本都保持这样质量的书定会受到医学界的欢迎，成为我国又一项成功的优秀出版工程。

　　《中国医学临床百家》丛书出版工程的启动，是我国现代医学百年进步的标志，也必将对我国临床医学发展起到积极的推动作用。衷心希望《中国医学临床百家》丛书的出版取得圆满成功！

　　是为序。

作者简介
Author introduction

吕帆，眼科学和视觉科学医学博士、教授、博士生导师，现任温州医科大学校长。

吕帆教授在20世纪90年代初完成临床医学本科教育、眼科光学硕士研究生教育和住院医师培训。20世纪90年代中期在美国、澳大利亚、印度等多国进行多次短中期进修或做访问学者。2002年获得美国视光学医学博士学位。回国后一直从事眼科和视觉科学领域的临床和研究工作，在近视研究以及接触镜临床、功能性视觉和眼球成像技术等领域有所建树，在国际眼视光学学科发展中有一定影响力。先后担任温州医科大学附属眼视光医院院长、学院院长、医科大学副校长等，2015年10月担任温州医科大学校长。

作为领导者之一创建中国眼视光医学高等教育和眼视光医疗机构，在国际国内颇有影响，被誉为"中国眼视光学模式"。获得国家级教学成果二等奖2次、国家科技进步二等奖。入选教育部"国家级教学团队""国家级人才培养模式创新实验区""国家级特色专业建设点""国家级精品课程""国家级双语示范课程""国家级临床教学示范基地""教育部创新团队"等。所创建的眼视光医院（浙江省眼科医院）提出全面全程眼保健医疗服务理念，医院快速健康发展，其综合实力进入全国第一方阵。该医院目前是国家临床重点专科、国家药品临床研究基地、国家眼视光工程技术研究中心。

为第十届全国人大代表和第十一届全国人大代表。获得全国"五一劳动奖章"、全国"三八红旗手"、卫生和计划生育委员会中青年创新人才等荣誉。

前 言
Preface

　　我每次"亮相"都是戴着一副细丝框架眼镜，似乎与隐形眼镜无缘，但我却从事医科大学的隐形眼镜研究、课程设计和教学，撰写了不少有关隐形眼镜的专著和教材，还在临床从事复杂隐形眼镜验配工作，这让不少慕名而来的就医患者或学生质疑我对隐形眼镜研究的信心。

　　其实，这正是隐形眼镜的奥妙所在。殊不知，我家梳妆台上摆了不少各种类型和度数的隐形眼镜，这些隐形眼镜与我紧密联系，我经常在如下情况使用它们：①在打乒乓球时，我会双眼均配戴远距离矫正最好视力的隐形眼镜，让我击球反应快而准确，不会因为运动出汗而使眼镜滑动，也不会因眼球转动偏离眼镜光学中心而判断失误；②在居家休闲、查询阅读资料或与朋友聚会讨论时，我会选择右眼和左眼配戴不同的隐形眼镜，右眼以远距离矫正视力很好为标准，左眼以阅读距离视力很好为标准，保持安安静静看远看近都清楚的适宜状态，也掩饰了我又近视又老视的尴尬；③在制作视频课程、演讲录像时，我还是配戴着一副细丝框架眼镜，但我会同时配戴一副增强虹膜颜色的隐形眼镜，这样在镜头前我的眼睛色泽会饱满些，与观众或学生的眼神沟通会更明显。

从我个人亲历隐形眼镜配戴的小小信息，读者已经了解到，隐形眼镜并不是仅仅与矫正近视、远视或散光有关，还有不少其他有意义、有意思的用途：不仅能矫正视力，还与视觉功能的提升有关，也与运动、时尚、便利等有关，从医学技术发展的深层次来看，还与临床诸多眼科疾病的诊疗有关。若此刻能浏览本书目录，就能感受到其价值。

隐形眼镜似乎不是看上去那么简单。从公众理解角度来看，有众多人选择并享受隐形眼镜，也有不少人担忧它对眼睛的损伤；从科学研究角度来看，高新科技进一步提升了隐形眼镜的安全和效果，同时也有不少临床研究发现，隐形眼镜在适应证和禁忌证等科学性方面存在一些问题，这就表示需要更严格的科学流程和安全监控。

科学技术文献出版社对本系列著作的规划设计很独特，让作者从个人角度来阐述对医学某一领域或某一方向的认识和看法，并要求内容既科学严谨又要贴近应用实际，既有专业知识又有临床经验，与富有专业知识并对此深感兴趣的读者对话。我非常欣赏出版社这个创新设计，既赋予作者撰写的自由空间，又信任作者担当得起科学责任，我因此欣然受命，乐此不疲地收集临床医生对隐形眼镜的主要关注点或疑惑点，整理临床经验和研究数据，并思考如何以一种有科学内涵、有临床借鉴意义、又有阅读趣味的方式来表达。我邀请了在临床一线工作并极富验配经验的毛欣杰医生、姜珺医生和邵一磊医生，还安排我的两位研究生张旭红和叶姜平帮助收集资料、整理文本、绘制图片，这几位既富有专业知识和技能、又蛮有才气的年轻学者，给了我启迪和帮助，让本书呈现出独特的品质和韵味。

隐形眼镜是社会发展和高新医疗技术发展的必然产物，与任何新生事物一样，具有优势和问题的两面性。作为医疗专业人员，其义务和责任就是要直面科学发展，揭示隐形眼镜真实面貌，通过科学和规范，将隐形眼镜的优势发挥至最大；通过预见和防范，将隐形眼镜的问题缩减到最少，让大众充分享受科学进步和创新发展所带来的实惠和乐趣。

吕帆

目　录
Contents

隐形眼镜是科技创新和社会进步的产物

总是有人问，隐形眼镜好不好？要不要选择？这个问题只有一个答案：隐形眼镜的问世和应用是一种必然，是科学技术创新发展的必然，是大众社会生活需求提升的选择必然。

但是，任何一项技术都并非完美，尤其如隐形眼镜等，医疗属性很强，放置在眼中，既要达到眼屈光的矫正目的，又要避免对眼睛产生危害，从发展历程来看，是一个漫长而艰苦的科学研究、临床实践和不断进步的过程。时至今日，隐形眼镜已经成为临床上不可或缺的矫治视觉的有效方法之一。

1. 在解决人眼屈光问题的进程中，"隐形"是一种必然选择

人眼产生屈光问题是不可避免的。从出生到儿童期，人的眼睛会经历眼屈光正视化的过程，一些儿童在这个过程中易出现屈

光问题；青少年近视患病率越来越高；步入中老年期，则眼睛又会产生老视。所以，我们对屈光矫正方式的探索永无止境，不断寻找更理想的矫正方法。

所谓理想的矫正方法，是指更适合患者个体需求的方法。框架眼镜最早进入人们的生活，但它对某些特定人群来说有明显局限，最主要的是它改变了人的自然面容。不少人对保持自然面容很有要求，比较突出的人群是年轻女性、一些无法配戴框架眼镜的特殊职业者（如篮球、田径等需要碰撞的运动）、一些需更专业性矫正或治疗的患者（如高度近视、高度远视、无晶体眼和屈光参差等）。隐形眼镜不仅可以满足自然面容，还可以更好地成像或融像（图1）。所以，有需求就有创新动力，由此"隐形"的眼镜也应运而生。

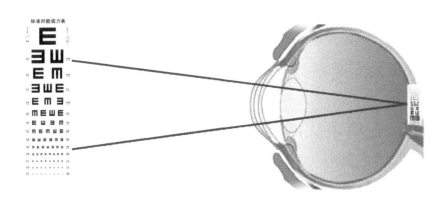

图1　隐形眼镜矫正视力示意图

2. 对人眼结构和生理的探索是隐形眼镜日趋成熟的基础

隐形眼镜需要直接戴到眼睛上，安全和有效是其研发最重要的关键词。这一研发过程加速了科学家对眼睛尤其是眼前表面的研究进程，而对眼睛的研究及认知又促进了隐形眼镜技术的快速发展。

眼表由角膜、角膜缘、结膜和巩膜构成，角膜前面还覆盖了一层泪膜，还有眼睑等附属器。

角膜是眼表最主要的部分，它的中央透明无血管，周边由环角膜血管供血，折射率为 1.376，屈光力为 +43.05D。它的前表面呈横向椭圆形，中央薄周边厚，中央部基本呈球形，是光学区，周边部向外逐渐平坦，但其上下左右的平坦率不对称。角膜的后表面比前表面更陡。

从组织学看，角膜分为 5 层：上皮细胞层、前弹力层、基质层、后弹力层和内皮细胞层。角膜最主要的特点是其透明性，这有赖于 5 层结构的共同正常功能。在正常情况下，氧气溶解入泪膜到达上皮层，使角膜获得充足的氧供。角膜内皮细胞具有内皮泵的作用，以主动转运的方式将水分从基质中泵出到前房，保持角膜相对脱水的状态。

对角膜结构的了解，主要是角膜前表面曲率从中央到周边的变化特点，根据其特点进行隐形眼镜的设计，包括如何让镜片与角膜相匹配，如何达到有效且舒适的效果，起了非常重要的作用；对角膜需要氧气以及相关代谢机制的了解，为寻找最佳镜片材料提供了线索；对眼球屈光整体的深入了解，以及对角膜与镜片之间泪液状态的了解，能更有效确定隐形眼镜在矫正上发挥的独特功效。

3. 生物材料的发展让生产隐形眼镜有了可能

最早描绘隐形眼镜的是文艺复兴时期的达·芬奇，他绘制了一幅图，将眼睛浸泡在盛水的容器中可以中和角膜屈光力。后人从中得到启发，René Descartes（1636 年）设计了一种充满水的玻璃管装置（图 2），这即是隐形眼镜的材料雏形——玻璃和水，也是生活中最常见的透明物质。

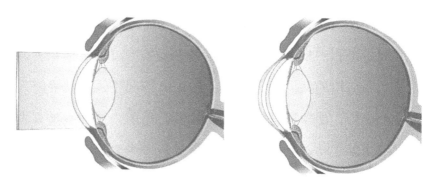

图 2　早期隐形眼镜的设想

在后续 200 多年间，科学家们将隐形眼镜的结构形状从不涵盖眼睑的眼杯形改进到覆盖眼睑的眼杯形，后改进到与现在近似的玻璃片形。至此，"隐形"目的似乎达到了，但这样一个异物覆盖在眼表，对眼表的代谢有何影响？这主要有两个方面，一是空气直接溶解在泪膜后抵达角膜的途径被阻断，二是角膜表面的泪膜（携带氧气的载体）在隐形眼镜的影响下不能正常循环流动。泪液的异常除了减少对角膜的营养供应外，还减慢了代谢废物的排出，产生杂质堆积，对角膜产生机械影响。

随着科学发展，人们对隐形眼镜的材料提出了要求：材质要透明且有一定的硬度和抗张强度，不能如玻璃一样易碎，增加配戴的安全性；材质要易于加工制作且增加耐用性，在清洗更换过程中不容易破损；有一定的刚度（即柔韧性和弹性模量），确保初始配戴隐形眼镜阶段的舒适度；有比重、折射率、湿润性、吸水性等要求，保障隐形眼镜的舒适安全耐用；较好的透氧性，能保障角膜的正常代谢。

在研究和探索过程中，发现或研究出许多适合制作隐形眼镜的材料，但纯粹完美的材料尚未实现。各种材料之间总是各有所长，各有所短，科学家们在研究了各种材料优劣之后，努力尝试将它们取长补短，优化组合而产生越来越接近完美的效果。例如，科学家们发现软性隐形眼镜的特性，如果它具有更高的含水性就会有更好的透氧性，但材质会变得更脆弱；如果它具有更强的离子性则易产生沉淀物，从而产生异物感导致配戴出现不舒适性，还增加眼睛感染的风险。对于硬性隐形眼镜，科学家们则极力开发其透氧性，并用氧通透性（Dk 值）、氧传导性（Dk/L）和等效氧性能（EOP）3 个指标来严格衡量。

随着科技的进步，现在已经开发出了 Dk 值很高的材料，这为适合晚上配戴的塑形性角膜接触镜（orthokeratology，OK）以及硅水凝胶软镜（Si-Soft contact lens，Si-SCL）与高透氧性硬性镜（rigid gas permeable contact lens，RGPCL）组合镜片（也称 Piggy-back 系统）用于矫正圆锥角膜（keratoconus，KCN）提供了可能和保障。因此，材料科学的进步，是隐形眼镜发展的必需，也是隐形眼镜走向成熟的必然。

4. 电脑技术的发展实现了隐形眼镜精准快速的生产

隐形眼镜需要有精准、快速的生产工艺。在现代工艺中，车床加工电脑数控技术承担了很重要的角色，一方面让生产更有效率，另一方面提高生产精度，是一种高速、高精度、自动化工艺，也是减少成本的最有效途径。

加工技术和所用材料息息相关，软性材料可以用浇铸法、模压法等加工技术，这些技术可能比较快，但精度不高，不能很准确地做出隐形眼镜的度数；硬性材料可以用车削法，但这种方法效率较低，而且切削完后的后续加工工艺欠佳。然而现在电脑控制的车床切削加工系统，从材料配置、毛坯浇铸、加热固化、切割、打磨，到车床精确加工，全自动的生产流水线，不仅节省了人力物力财力，还增加了效率和精度。一只光洁透明精准的隐形眼镜生产出来只需在电脑上输入基弧、半径等参数，车床在几十秒内就能完成切削，目前世界上几大隐形眼镜生产公司都可以达到这样的水准。

随着现在对眼球屈光问题的进一步深入认识，对屈光不正的测量和矫正趋于精确和个性化。人们更加追求清晰度、舒适性和持久化，因此对隐形眼镜的设计有了更高要求（如对散光镜片的设计，其基弧和半径等都有了私人订制要求），电脑技术的不断发展才能满足患者日渐增高的需求。

综上所述，隐形眼镜发展至今作为屈光矫正成熟方法之一，进入人们生活，改善人们眼睛和视觉健康，完全是由人们的需求、生命科学的研究进步、材料科学的创新以及计算机科学的革命等诸多因素和条件综合发展所促成的，是科学技术加速发展的时代缩影（图3）。

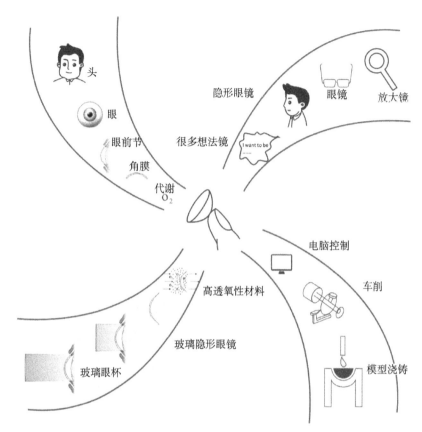

图3 隐形眼镜是社会进步和科学技术发展的时代产物

隐形眼镜是三大成熟屈光矫正方法之一

隐形眼镜、框架眼镜、屈光手术为当今临床屈光矫正的三大成熟方法，对专业医生而言，成熟需要长期的科学研究和临床实践来证实。一项成熟的临床技术预示着它拥有从基础研究、临床前试验、前瞻性临床研究、大规模多中心调查等完整的过程和各个阶段良好的研究证据，以及医生个人在临床上多年应用或科学研究的积淀。

5. 框架眼镜是发展至今最安全的屈光矫正方法，目前仍是大多数人的首选

框架眼镜（简称眼镜）是矫正眼球屈光、保护眼睛健康和提高视觉功能的一种医疗器具，被誉为"光学药物"。它是屈光矫正方法中发展最早且相对最安全的一种，因此目前仍是大多数人的首选，比隐形眼镜、屈光手术更普及。事实上，它与每个人都

有着密切关系（图4）。根据文献资料分析，无论是由于屈光不正、老视，或出于保健、美观的目的，几乎人人都配戴过眼镜，即使是选择隐形眼镜或屈光手术者，也会有几副眼镜。据统计，中等发达国家平均每人一生中拥有过23副眼镜。

由于眼镜是非接触式置于眼睛前面，对眼睛没有侵入性伤害，因此被认为是最安全的屈光矫正方式（图5）。除此之外，它还具有配戴舒适、摘取方便、轻巧、经济、装饰性等优点。现代眼镜的作用不仅限于屈光矫正，还包括：①结合适当、有效的训练，矫治儿童斜弱视；②眼镜是低视力患者的一种助视器（如配戴眼镜式放大镜放大物体、使用菲涅尔棱镜达到扩大视野的目的等）；③眼镜是一种增强安全性的特需装备（如国防、特殊工种和医疗防疫等）；④抵抗紫外线最便携有效的工具。

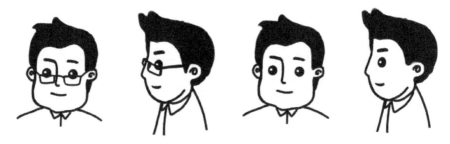

图4　从人脸的侧面线条图和正面线条图看，框架眼镜改变了自然面容，而隐形眼镜没有

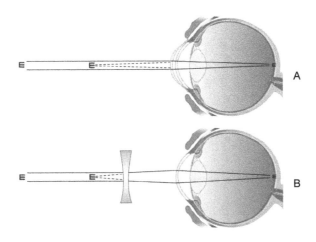

图5　隐形眼镜（A）和框架眼镜（B）矫正近视的原理示意

与此同时，眼镜也有很多局限或缺点，如各种像差、视野缩小、镜片上雾、影响美观；高度散光矫正后难以适应；高度近视、屈光参差过大者外观及成像质量问题；特殊职业（如演员、运动员等）不宜配戴等。

6. 屈光手术是眼科领域的重要技术创新

屈光手术是以手术方法改变眼的屈光状态，使外界物体能在视网膜上清晰成像，从而改善视功能。自16世纪认识屈光不正以来，人们一直不懈地致力于探索屈光不正的矫正和治疗手段。从20世纪50年代至今，屈光手术经历了曲折且重要的发展历程。随着现代科学技术的发展、激光技术和人工晶体的完善以及人们对视觉质量和生活质量要求的提高，越来越多的人选择以手术方式永久性解决屈光不正所带来的困扰。事实上，现代屈光手术除了应用在矫正常见屈光不正之外，还被应用于白内障手术和角膜移植手术以及治疗老视眼等方面。

屈光手术根据手术部位主要分为角膜屈光手术和眼内屈光手术，日常屈光手术主要指角膜屈光手术。角膜屈光手术大致可分为角膜表层切削术和角膜板层切削术两大类：角膜表层切削术包括准分子激光角膜表面切削术（photorefractive keratectomy，PRK）、乙醇法准分子激光上皮瓣下角膜磨镶术（laser subepithelial keratomileusis，LASEK）、机械法准分子激光上皮瓣下角膜磨镶术（epipolis laser in situ keratomileusis，Epi-LASIK）、激光辅助去上皮准分子激光角膜切削术（trans-PRK，t-PRK）；角膜板层切削术包括准分子激光原位角膜磨镶术（laser in situ keratomileusis，LASIK）、前弹力层下激光角膜磨镶术（Sub-Bowman keratomileusis，SBK）和单纯飞秒激光手术（如smile术）。其中PRK是最早通过美国食品药品监督管理局（Food and Drug Administration，FDA）批准用于矫正屈光不正的激光手术，而LASIK是当今各类角膜屈光手术中最为主流的术式。

LASIK是先在角膜上用特制的显微角膜板层刀或飞秒激光制作一个带蒂角膜瓣，掀开后在暴露的角膜基质床上进行准分子激光切削（图6），以矫正近视、远视、散光或补偿部分老视。由于手术不破坏角膜上皮及前弹力层，可以避免或减少PRK术后的一些并发症，如角膜上皮下雾状混浊及伴随屈光回退等，手术后无明显眼部不适、视力恢复快，因此目前已经成为屈光矫正手术中开展最多、最广泛的一种手术。但与 PRK 相比，LASIK 手术操作复杂，制作角膜瓣时易出现角膜瓣过薄、破损、过小、游离、偏心等术中并发症，而且术后医源性角膜膨隆、角膜瓣移位等发生率也明显增高。温州医科大学附属眼视光医院领衔一项多中心联合开展的研究显示，LASIK 手术量占所有屈光手术的 70%，但在 1754 例 LASIK 术后患者中均未出现具有临床意义的角膜病理改变，这说明只要操作规范，屈光手术的严重并发症完全可以避免，它是一项安全性较高的矫正屈光不正的方法。

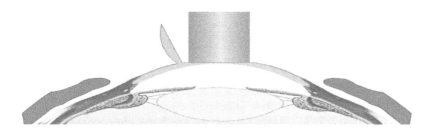

图 6　LASIK 原理示意图

各种屈光手术有各自的适应证，但作为屈光手术，因为有共性，目标且一致，故手术适应证大同小异。其一般适应证为：①患者年龄在 18 周岁以上，本人有手术愿望和合理期待，能了解手术的目的和局限性；②近 2 年屈光力稳定；③屈光度数在一定范围内，以保证角膜安全厚度为前提；④眼部参数符合手术要求，眼部无活动性眼病；⑤全身无限制手术的疾病。

屈光手术是在健康角膜上进行，眼科医生应严格把握屈光手术禁忌证，将安全放在第一位。在临床上建立规范检测流程，通过系统检测，排除术后危险因素，向患者交代清楚各种可能发生的情况，使患者充分理解和配合，以取得相对满意的结果。

根据文献，现今角膜屈光手术的主要问题包括术后干眼、夜间眩光和屈光回退。温州医科大学眼视光医院近 5 年进行了 3 万例手术，安全性和有效性（都＞1）达到相对理想状态，这代表屈光手术后最佳矫正视力，甚至是裸眼视力均好于术前最佳矫正视力，并且可预测性超过 95%。

虽然术后干眼仍是一个无法避免的问题，但不断发展的人工泪液、泪点栓塞、湿房镜等手段都可以有效缓解干眼症状。大多数患者在术后半年可摆脱术源性干眼的困扰。这说明只要把握手术指征，严格规范检测，掌握并利用新技术，进行科学设计，就可以使屈光手术更好地应用于矫正屈光不正。

7. 隐形眼镜的矫正特点

隐形眼镜相对于框架眼镜最大的不同是：镜片和角膜相接触（实际上是附着在眼球前部的泪膜上，而眼睑压住镜片一部分）。瞬目时，眼睑在隐形眼镜表面滑动，使镜片稍稍移动。隐形眼镜和角膜组成 1 个光学系统，在成像质量、视力、放大率、视野、矫正散光等方面有独特光学性能，可改变眼球视觉功能，为临床矫治带来新的契机。

隐形眼镜主要有软性隐形眼镜和硬性隐形眼镜两大类。

软性隐形眼镜（简称软镜）于 20 世纪 70 年代开始大规模应用，并迅速成为临床上较普及的隐形眼镜。由于材料的柔软、亲水性，软镜因此具有高度可塑性和良好初戴舒适性，并具备相当的透氧性，保证了配戴期间的角膜生理需求。同时，软镜还具有可间歇配戴、镜片很少脱落等优点。但软镜也有一些局限，如矫正散光能力有限、镜片更易损坏、镜片参数不容易个性化定制等。

硬性隐形眼镜（简称硬镜）包括非透氧性硬镜和透氧性硬镜（rigid gas permeable，RGP），目前临床上基本使用后者。硬镜从设计、制作、材料以及验配方面均有其独特性质，在临床应用方面与软镜既存在一些共性（如矫正屈光不正的作用），又具有软镜无法代替的应用价值，如镜片材料透氧性、优质光学性能、对角膜散光的良好矫正、对疾病（如 KCN）的屈光矫正等。有研究表明，RGP 镜对高度近视、高度远视和高度散光的矫正视力均明显高于框架眼镜和软镜；RGP 镜光学像质比较好，减少了像差。对于圆锥角膜等角膜变性疾病以及角膜瘢痕所致的高度不规则散光，RGP 镜可能是最佳选择。

隐形眼镜有许多优点，在某些方面解决了框架眼镜所不能解决的问题，主要表现为以下几点：①隐形眼镜薄而轻，直接贴附在角膜表面，外观上不易察觉，容易被人接受。②配戴隐形眼镜比框架眼镜视野更开阔，运动更便利，适合某些特殊职业。③消除框架眼镜产生的三棱镜作用及斜向散光。因隐形眼镜可随眼球转动，无论眼球转向任何方向，光线总是通过镜片中心进入眼内，避免了框架眼镜的缺陷。④缩小两眼物像的放大差距。框架眼镜由于与眼球有一定距离，可造成视野缩小或放大，镜片度数越高，缩小率或放大率就越大。如果两眼度数相差过大（>3.00D），那么两眼物像大小悬殊，大脑难以融合为单一物像，而隐形眼镜紧贴角膜，与眼球的中心距离缩短，视网膜上所形成的物像与不戴镜时相差不大，这点对于高度近视眼者尤其重要。⑤消除角膜表面不规则散光。它直接贴于角膜表面，镜片和角膜之间形成泪液层，消除了角膜表面不规则弯曲度，能有效改进不规则散光的视觉问题。⑥可起到治疗、美容和防护的作用。隐形眼镜可作为药物载体，放在角膜上慢慢释放药物，用于治疗某些角膜疾患。有色隐形眼镜对角膜白斑、先天性或外伤性虹膜缺损，可起到美容和消除畏光的作用。

隐形眼镜也存在局限或隐患：①隐形眼镜是人体外物质，它附着在眼表和角膜上，必然改变眼表和角膜的生理环境及其代谢，对其生物结构完整性存在影响及隐患（如缺氧、感染、机械性损伤、干眼等），可能产生明显的异物感，令人感到眼部不适。②隐形眼镜的取戴不方便，需要定期更换。③对日常护理要求严格。非日抛型隐形眼镜经过配戴后，镜片上会有沉淀物和污染物，一方面使镜片配适特性发生改变，另一方面会使眼部出现不同程度病理改变。

隐形眼镜所特有的泪液镜和顶点距离解决诸多难题

隐形眼镜并不直接接触角膜，而是处于角膜前面的泪液中，这种结构形成了特殊光学性能，可以解决临床上一些难题。同时，隐形眼镜与框架眼镜相比，减少了镜片与角膜之间的顶点距离，解决光学矫正的放大效应，给临床带来了很多好处。

8. 隐形眼镜所形成的泪液镜矫正散光

在屈光不正的人群中大约40%有明显散光，眼散光主要来自角膜前表面，所以一般性散光可以利用硬性球性隐形眼镜镜片与角膜之间形成的泪液镜矫正，方法简单，不仅可以克服框架眼镜矫正存在的视物变形、扭曲等问题，还具备更佳视觉矫正效果（图7）。

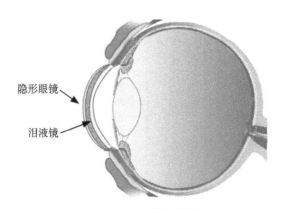

图 7　泪液镜示意图

　　角膜因某些疾患（如角膜瘢痕等）变得不规则，产生不规则散光，且框架眼镜无法矫正，此时硬性隐形眼镜则能够发挥良好的矫正作用，主要依靠其镜片和角膜之间填充的泪液填平角膜不规则部分，从而改善视力。

　　配戴隐形眼镜产生的总光学效果是镜片屈光力与泪液镜（隐形眼镜和角膜之间的泪液形成的光学透镜）之和。

　　为便于计算，可以把隐形眼镜与泪液镜看作两个分别在空气中的透镜：以 LL 代表泪液镜度数，BC 代表镜片基弧（以 D 为单位），K 为角膜前表面曲率（以 D 为单位），则存在这样的近似关系式（图 8）：

$$LL=BC-K$$

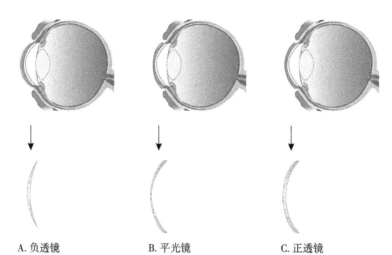

A. 负透镜　　　　　B. 平光镜　　　　　C. 正透镜

注：A. 如果 BC 比 K 平坦，LL 为负值，即产生的泪液镜是负透镜；B. 如果 BC 与 K 匹配，LL 为零，即产生的泪液镜是平光镜；C. 如果 BC 比 K 陡峭，LL 为正值，即产生的泪液镜是正透镜

图 8　隐形眼镜与泪液镜在空气中的透镜示意图

　　举例说明：临床验光处方中散光部分为眼镜平面的人眼总散光，通过顶点距离换算可以转化为角膜前顶点平面总散光。通过角膜曲率计测量可以得到角膜前表面中央散光值，作为角膜散光。角膜平面人眼总散光和角膜散光的差值即为预期残余散光量，配戴球性硬镜后残余散光量约等于眼内散光量。

　　例：已知：验光处方 = plano/ − 2.00 × 90

　　角膜曲率计测量结果：43.00@90/46.00@180

　　可以看出，眼散光全部来自角膜前表面，即在水平子午线，角膜球性屈光度为 0D，在垂直子午线屈光度为 −2.00D。

　　此时，若选择隐形眼镜的后表面曲率为 43.00D，则镜片后表面与角膜前表面形成了一个轴位在水平线的负泪液散光镜片，恰好抵消了散光（图9）。因此，临床上若散光在 2.50D 以内时，一般首选球性硬性隐形眼镜，使得验配更加简单有效。

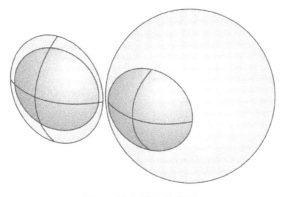

图9　散光矫正示意图

9. 隐形眼镜在屈光不正 ≥ ±4.00D 时，应考虑顶点距离效应

框架眼镜与角膜之间存在一定距离（黄种人平均为 12mm，白种人平均为 15mm），称为顶点距离（vertex distance）或镜眼距离。临床上验光处方都依据框架眼镜的状态获取该值。隐形眼镜贴于眼表，如果想达到相同屈光矫正效果，所需要的隐形眼镜和框架眼镜的屈光力存在差异，这种现象称为顶点距离效应（vertex distance effect，图10）。临床上，当屈光不正度数 < ±4.00D 时，顶点距离效应所产生的隐形眼镜和框架眼镜处方

差异很小，可以忽略不计；当屈光不正度数≥ ±4.00D 时，给予隐形眼镜处方时需要考虑顶点距离效应。

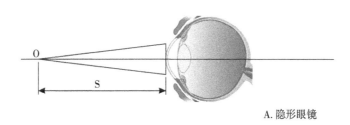

A. 隐形眼镜

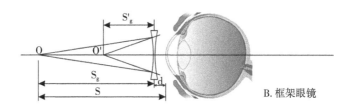

B. 框架眼镜

图 10　近视眼戴隐形眼镜和框架眼镜的顶点距离效应造成的效果不同，
隐形眼镜更接近自然

在临床上，人眼屈光不正的量通常在眼镜平面上进行测量，即验光所得到的处方是框架眼镜处方，所对应的隐形眼镜屈光力为：

$$F_{隐形眼镜}=F_s/(1-dF_s)$$

其中 $F_{隐形眼镜}$ 为隐形眼镜屈光力，F_s 为框架眼镜屈光力，d 为顶点距离（以米为单位）。

隐形眼镜顶点距离效应的改变，不仅是改变度数，最重要的是改变框架眼镜造成的放大效应，且这种效应在某些眼睛问题方面特别重要。

眼镜放大率（spectacle magnification）是指观看无穷远处物体时，已矫正的非正视眼视网膜像大小与未矫正眼的像大小之比，是评价视网膜光学像放大率常用指标，可通过以下公式计算：

$$\frac{像在入射光瞳中心所对角度}{物在入射光瞳中心所对角度}$$

利用物像关系推导，得到：

$$眼镜放大率 S.M = \frac{1}{1-aF}$$

其中 a 为镜片到眼球瞳孔平面的距离，F 为镜片的屈光力。

因此，对于正透镜而言，眼镜放大率＞1；对于负透镜而言，眼镜放大率＜1。对特定眼睛而言，无论配戴框架眼镜还是隐形眼镜（除非戴在瞳孔平面上，但这是不可能的），其戴镜前后视网膜光学像大小是不相等的。

假设一位近视眼患者，配戴 −8.00D 的框架眼镜，顶点距离为 12mm，设角膜顶点到瞳孔平面距离为 3mm，根据上述公式计算：

$$眼镜放大率 = \frac{1}{1-(0.012+0.003)\times(-8)} = 0.893$$

当该患者使用隐形眼镜矫正时，根据顶点距离效应换算，需要配戴 −7.25D 的隐形眼镜。由于隐形眼镜紧贴角膜前表面，此时 a 值为 3mm，则：

$$眼镜放大率 = \frac{1}{1-0.003\times(-7.25)} = 0.979$$

可见，近视眼配戴矫正镜（框架眼镜或隐形眼镜）后，视网膜光学像较矫正前变小。而配戴隐形眼镜后，眼镜放大率更接近于1，配戴隐形眼镜对视网膜光学像放大率影响更小。可以做如下计算：

$$\frac{配戴框架镜的视网膜光学像大小}{配戴接触镜的视网膜光学像大小} = \frac{配戴框架镜的眼镜放大率}{配戴接触镜的眼镜放大率} = \frac{0.893}{0.979} = 0.912$$

可见两者差异约为8.8%，即配戴隐形眼镜所看到的像比配戴框架眼镜要大8.8%。

远视眼配戴框架眼镜和隐形眼镜，根据上述公式计算，可见眼镜放大率＞1，表明视网膜光学像较矫正前变大。图11为配戴隐形眼镜和框架眼镜的眼镜放大率曲线，可见对于高度屈光不正用隐形眼镜矫正的优势是明显的。

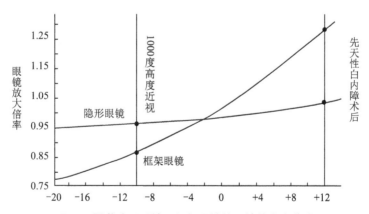

图11　配戴隐形眼镜和框架眼镜的眼镜放大率曲线
（近视或远视度数越高，用隐形眼镜矫正就越比框架眼镜接近自然）

配戴隐形眼镜对视网膜光学像大小影响更小，因此在临床上，隐形眼镜在以下特殊人群中应用有显著优势：

（1）高度近视患者，隐形眼镜矫正后的像比等量普通眼镜矫正的视网膜像大，提高矫正视力。

（2）晶状体摘除后戴框架眼镜，视网膜像增加20%～50%。单眼无晶状体眼配戴隐形眼镜可形成双眼视觉；如果配戴框架眼镜，由于双眼视网膜像大小差异超出了人眼融像范围而无法产生双眼视觉。

（3）为了使视网膜像大小接近，如果是屈光性为主的屈光参差，隐形眼镜是最好的矫正方式。

（4）在中高度散光眼中，两条子午线眼镜放大率不均等，造成视网膜像变形，隐形眼镜可明显减少此现象，但配戴者需要一段时间来适应戴隐形眼镜后新的视网膜像。

举例说明：一位 1 岁儿童单眼白内障，手术后无晶状体眼，此时右眼需要 +19.00D（俗称 1900 度的远视）眼镜矫正，左眼正常。假设此时矫正视力都达到很好，该患儿双眼看到的像大小不一样，右眼的比左眼的大很多，两个不同大小的像抵达大脑后就无法融合成一个像，为了看清楚，患儿大脑会自动关闭右眼进来的信息（图 12）。

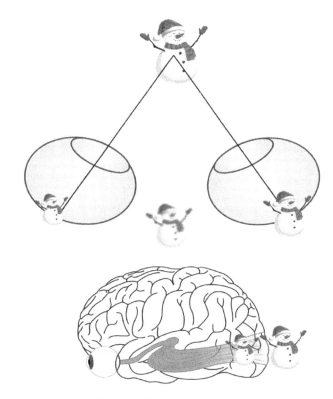

图 12　儿童单眼白内障摘除晶状体后双眼融像示意图

不是所有的人都适合戴隐形眼镜

因为隐形眼镜直接与人眼表面接触，尤其是角膜，安全性非常重要，所以必须加以监控和防范。

20世纪80年代末至90年代初，隐形眼镜（尤其是软镜）已进入蓬勃发展阶段，但当时人们对其评价相对消极，因为隐形眼镜引发了严重角膜疾病（如因缺氧引起角膜上皮点染、知觉降低、新生血管、内皮改变等），最严重的是由于感染导致角膜溃疡，严重威胁视力，隐形眼镜的安全性受到质疑。引起问题的主要原因有以下几方面：①人们对角膜生理，尤其是透氧问题认识不足；隐形眼镜的材料发展刚起步，最常用的材料PMMA的透氧性极差，容易导致角膜缺氧，是引起角膜问题的主要原因。②人们夸大了隐形眼镜的能力，导致一些认识误解，如镜片能传递大气中所有的氧气、白天戴的隐形眼镜晚上也能戴（导致角膜严重缺氧等问题）、习惯性地认为只要镜片保持相对清洁无破损能有效矫正屈光不正就可以继续使用。③问题的处理方面没有经验，如寻找透氧性更高的镜片材料、减少或避免护理液毒性反应及与镜片污染相关的炎症问题等。

10. 隐形眼镜材料透氧性是关键

人眼角膜的正常代谢需要氧气，氧气主要来自空气，隐形眼镜戴在角膜上，必然会影响氧气抵达角膜面（图13）。因此，临床上对隐形眼镜材料有很高要求：需要透氧；隐形眼镜的科学设计，通过镜片周围和镜片适度移动来带动氧气进入。

当人处于睡眠状态时，眼睑闭合，眼睛获取氧气明显减少，若此时配戴隐形眼镜，其材料透氧性又不高，则可能造成角膜缺氧危险性增加。因此，需要告诫配戴者，听从医生指导，只适合白天配戴的隐形眼镜绝不可戴着过夜，只有医生确定是专门用于过夜配戴的高透氧材料制作的镜片，才可以配戴过夜。

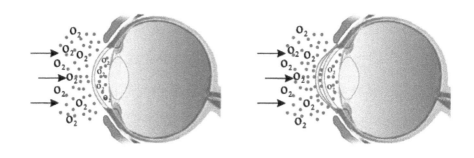

图13　人眼角膜的氧气主要从空气中来，带上隐形眼镜后会减少氧气到角膜

11. 隐形眼镜引发的眼病并发症依旧存在

随着生物医学和临床医学的发展，隐形眼镜在材料、设计、配戴方式、专业验配等各方面都已取得很大进步，人们认知水平和依从性也大大提高，隐形眼镜使用率逐年增高，由其导致的严重安全问题已经很少发生。

据统计，目前全球范围内有超 8000 万人配戴软性隐形眼镜，且人数还在不断上升。2012 年中国配戴隐形眼镜人数已超过配戴框架眼镜的 20%，并且呈快速增长，可见隐形眼镜的有效性和安全性已深受认可。

隐形眼镜作为人体外的物质接触眼睛，其引起并发症的可能性始终不可忽视。国内外调查资料显示，隐形眼镜引起的眼表并发症以轻度表层点状角膜病变最多见，其次是角膜局部点状染色和结膜炎症，严重的如角膜溃疡，但发生率很低。

引发眼科疾病并发症的主要原因以镜片污损、变形居多，其次是护理不当问题和戴镜时间过长。很多研究表明通过运用专业验配技术，结合科学规范的护理和定期必要的随访检查，注意配戴方法和控制配戴时长，可以明显减少隐形眼镜导致的相关眼病并发症发生。

12. 不适宜配戴或需要在医生指导、监控下配戴隐形眼镜的人群

尽管隐形眼镜已深受认可，但由于其直接接触眼睛、对护理要求高、需要很好的依从性等特点，及实际配戴时存在复杂因素的干扰，并不是所有人都适合戴隐形眼镜。对如下人群我们不建议配戴隐形眼镜（图 14）。

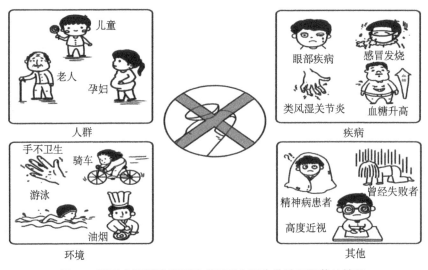

图 14　不适宜配戴隐形眼镜或需要在医生监控下配戴的情况

（1）儿童及青少年：在安全意识的建立方面存在不确定性，自理能力差，不注意卫生，对于隐形眼镜严格要求的清洗消毒和配戴程序很难较好掌握和坚持，极易造成眼部感染和伤害角膜；其次由于他们对眼部问题的感知较差，难以在早期发现问题，若

缺乏家长密切监督，很可能因为没有及时处理而造成严重后果。某些儿童有特殊疾患，如先天性白内障术后无晶状体眼、双眼屈光参差造成的弱视等，隐形眼镜是治疗或矫正首选，则需要在医生和家长密切监控下进行。

（2）中老年人：此时人眼部组织会发生较明显退行性变化，眼局部抵抗力下降，特别是眼球耐受缺氧能力下降，所以40～60岁的人群只建议短时间、间歇性配戴，60岁以上人群则最好不戴。

（3）孕妇：妊娠引起的激素和系统性变化会影响角膜代谢(雌激素和孕激素水平的提高，引起水钠潴留)，因为水的潴留使得角膜水肿并改变其曲线，所以首次配戴者最好在妊娠后角膜曲率稳定后配戴。已经配戴者若无任何问题可继续配戴，若有不适或其他问题，可考虑重新配适或停戴。

（4）身体存在健康问题或处于特殊时期者：①发烧时，眼睛局部抵抗力下降，泪液分泌减少，角膜代谢不好，进而影响视力。②感冒时，患者手部易染病菌，在摘戴隐形眼镜时容易感染眼部。另外，许多感冒、止咳和止痛药物中都含有抑制眼泪的成分，泪液分泌量减少会使隐形眼镜过于干燥、透明度降低，进而影响配戴舒适性及视力矫正效果。③有过敏症的人配戴隐形眼镜易引起眼病并发症，如眼睛瘙痒、红肿、干涩等（哮喘患者通常更为敏感），这些病症如不及时治疗，可能危及视力，故此类配戴者需更多的随访，随访时最重要的是监测症状发展。④有眼部异常或疾病（如角膜炎、结膜炎、干眼症、沙眼、睑缘炎、眼球突出等）的患者，一般不建议配戴，或者需要配戴特殊类型的隐形眼镜，需注意的是有活动性眼病患者在病情缓解前不应配戴隐形眼镜。⑤有系统性疾病的患者配戴隐形眼镜时，必须考虑隐形眼镜可能带来的不良后果。糖尿病角膜的特点是敏感性降低、基质水肿和角膜上皮点染，易导致溃疡感染和愈合减慢，而配戴隐形眼镜可能会加重上述情况，但在密切观察角膜的前提下，可以考虑给轻度、中度糖尿病患者配戴隐形眼镜；类风湿关节炎患者通常有眼部疾病（如角膜炎、巩膜炎等），同时其双手操作能力受限，护理、取戴隐形眼镜可能都有困难，若必须配戴，则需家属的帮助，并且经常随访；有其他影响手操作能力疾病（如双手震颤、皮炎、牛皮癣等）的患者也不适合配戴隐形眼镜；甲状腺疾病患者因有内分泌变化、瞬目不完全和角膜暴露的潜在可能，也易出现隐形眼镜的非适应证。

（5）个人卫生习惯不良：隐形眼镜的护理尤为重要，据了解，不良卫生习惯是造成戴镜后角膜并发症发生的最常见因素，因此配戴隐形眼镜对使用者个人卫生要求非常高（如勤剪指甲，摘戴镜前都要洗手，戴前、摘后都要用护理液仔细清洗镜片，镜片左右眼要分仔细，在保质期内更换镜片等），倘若无法做到这些，则不建议配戴隐形眼镜。

（6）环境安全不能保证：①工作环境不良，如工作场所有挥发性酸碱物、油烟、灰尘、蒸汽等，这些物质易进入眼睛或在镜片中（尤其是硬镜）累积并刺激眼睛，引起不适，很容易造成眼部炎症。②一些运动（如长途骑车）因空气对流明显加速，会使隐形眼镜所含水分减少，镜片逐渐干燥变硬，易损伤角膜，引起眼睛疼痛或细菌感染。③游泳时不宜戴隐形眼镜，一是在游泳时不能保证眼睛处在清洁的卫生条件下，二是镜片容易丢失，三是因为隐形眼镜有吸附性，水中病原微生物很容易沉积在镜片上，严重的可能引起流行性结膜炎、沙眼等传染性眼病。

隐形眼镜的美容作用

除了保持自然面容外，隐形眼镜另一大功效就是改善自然面容，主要有两方面：一方面针对眼表某些疾病，其病理改变产生不同于正常的表象（如角膜白斑、老年环、虹膜缺损或虹膜色素异常等），患者通过配戴隐形眼镜，可以遮盖眼表异常（如角膜白斑），达到改善面容的目的，或改变进入眼内的光线，减少眼刺激症状。另一方面在保持自然面容基础上，根据时尚需求，改变或者加深虹膜颜色，或者从外观颜色上产生角膜直径或瞳孔直径增大的假象，满足消费者的审美需求。

13. 疾患眼睛美容的隐形眼镜

当看人们眼睛时，看到的主要是角膜和虹膜，如果角膜或虹膜有异常表现就会极大影响容貌。

对角膜而言，最常见异常是角膜白斑和老年环。角膜白斑是角膜外伤等各种角膜病残留的局限性白色混浊，如发生在瞳孔区，还会损害视力。老年环是角膜周边部环形类脂质变性，由低密度 β 脂蛋白沉积而成的灰白色混浊环，不但影响容貌，还会暴露年龄。

对虹膜而言，包括形状和颜色异常（如遗传性先天性无虹膜，表现为角膜混浊、小角膜、斜视、眼球震颤等）。虹膜问题所造成瞳孔的改变有瞳孔变形、多瞳症或虹膜出现暗斑样小点状结节（图 15）。

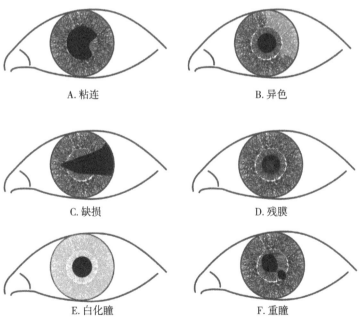

A. 粘连　　　　　　　　　　　B. 异色

C. 缺损　　　　　　　　　　　D. 残膜

E. 白化瞳　　　　　　　　　　F. 重瞳

图 15　各种虹膜疾病的外观，隐形眼镜可以改善

虹膜角膜内皮综合征多见于 20 ～ 50 岁女性，可表现为单眼角膜内皮异常、进行性虹膜基质萎缩、广泛周边虹膜前粘连等。

马方综合征的眼部表现包括虹膜震颤、瞳孔缩小等。

虹膜异色症是指两眼虹膜呈现不同颜色的性状。

先天性色素缺乏病即白化病，是一种涉及皮肤、毛囊和眼黑色素合成减少或缺乏的遗传性疾病。病变主要累及眼，称为眼白化病，表现为虹膜色素缺乏。

可见，多种眼部疾病甚至全身疾病会造成角膜或虹膜异常。虽然巴拿马外科医生卡恩已经通过虹膜移植改变了人眼虹膜颜色，但是因为虹膜血流丰富，容易感染，手术风险大，所以用特殊隐形眼镜来矫正成了这类患者的福音，这类隐形眼镜被称为"人工瞳孔"，即彩色隐形眼镜。彩色隐形眼镜诞生于 20 世纪 80 年代，最先用于医用镜片治疗角膜白斑、老年环、白化病等眼部疾病。

彩色隐形眼镜根据其作用一般设计成透明 / 半透明型和不透明型两种类型。前者主要是辨认型彩色镜片，透光率为 70% ～ 90%，色调取决于镜片颜色与虹膜颜色的共同作用，受环境光线影响较大。后者主要用于完全改变虹膜的颜色，彩色区为不透明同心环形，镜片外表面有仿制的虹膜纹理，又可分为瞳孔透明型和黑色瞳孔型两种。

染色是彩色隐形眼镜生产的关键。彩色隐形眼镜染色工艺决定了染色材料在镜片中的分布，从而决定了其安全性。染色工艺在快速推陈出新，从最早的染料着色法、银盐沉淀着色法，发展到混染法、浸染法、共价结合法和印染法。混染法是将染料加入尚未聚合的单体材料中；浸染法是将镜片置于低渗透压液体中使其膨胀吸水，再将镜片浸入"等渗"水性染料中，当基质体积恢复正常时，染料分子大于镜片材料孔隙，染料便存在于镜片中；共价结合法是染料以化学键形式结合在镜片上，成为材料的一部分；印染法是用印刷或打印的方式在镜片表面上制作预期图案。

"三明治"生产技术是彩色隐形眼镜工艺中比较现代的一种，其将色素夹在隐形眼镜的透明镜片之间，使色素与眼表隔绝开来，提高了临床安全性（图16）。

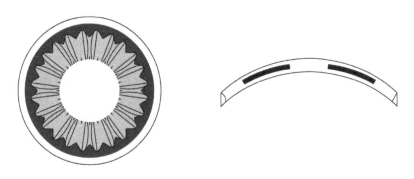

图16 "三明治"式的彩色隐形眼镜设计

彩色隐形眼镜验配需要遵循临床规范验配流程，包括检查常规、试戴镜片参数选择、镜片配适评价以及制定镜片护理和随访计划。

检查常规需要确认患眼有无视力，如有视力（如角膜旁中央白斑、虹膜缺损等），需要有孔美容镜片，甚至是带有屈光度数的美容镜片；如果没有视力（如角膜中央光学区白斑），则只要不透光的美容镜片即可。

镜片配适评价包括完全的角膜覆盖，良好的中心定位，镜片无色区与配戴者瞳孔区一致，定位良好，双眼外观协调一致，眼球转动时镜片有 0.5 ～ 1.0mm 的相对运动，配戴舒适，有比较满意的外观视觉效果（如有视力眼则获得相对满意的视力）。彩色美容隐形眼镜与一般隐形眼镜护理相同，但不需用蛋白清除酶片，以防止颜色过早褪色。

14. 时尚美容的隐形眼镜

人眼虹膜的颜色是由遗传基因决定的，一般分蓝色虹膜（白种人的虹膜颜色）和褐色虹膜（黄种人的虹膜颜色）两种，但褐色虹膜对蓝色虹膜是显性基因，如两个基因的个体相结合呈现的是褐色虹膜，只有两个都是蓝色基因的纯合子才是蓝色虹膜。如欧洲国家以本地人种通婚为主，多是纯合子，所以虹膜颜色多为蓝色。当彩色隐形眼镜首次以美容化妆为卖点，在欧洲国家未有很大反响。

随着彩色隐形眼镜亚洲市场的开放，在追求个性的年轻人群中日益流行，几乎所有隐形眼镜公司都开始推出此类产品。据不完全统计，目前彩色隐形眼镜占中国隐形眼镜市场的35%。彩色隐形眼镜简称彩片，指的是有颜色、能起到美化眼眸效果的隐形眼镜，而"美瞳"是美国强生公司为美容镜片类别注册的商标，是强生公司专为亚洲市场设计的更换型美容镜片系列名称。由于"美瞳"曾经广为流行，一度成为彩色隐形眼镜的代名词。

美容化妆彩色隐形眼镜主要目的是增加或者改变现有虹膜颜色，可以用于某些行业特殊需要（如演员）。当然，彩色隐形眼镜并不仅限于演员或者明星，日常生活中人们都可以在彩色隐形眼镜的帮助下实现自己美丽突破。

选择彩色隐形眼镜也是一门艺术，它需要与彩妆搭配，需要根据肤色，甚至性别来选择。验配师需根据配戴者具体情况和需要为其选择合适的彩色隐形眼镜类型。镜片的基弧选择同普通隐形眼镜一样规范验配，镜片染色区域的大小需根据角膜大小和瞳孔大小所决定，瞳孔大小在正常室内照明下测量，根据测量大小选择镜片无色瞳孔区直径，同时，镜片需理想配适（如镜片对角膜完全覆盖、镜片中心定位良好、镜片无色瞳孔区与眼睛瞳孔对位良好、大小一致、镜片有理想的活动度、镜片未影响视力和视野、外观无色泽异常等）。此外，需对购买者进行镜片护理宣教，购买后需定期随访检查。

彩色隐形眼镜比普通隐形眼镜多了一个色素层，色彩又多为重金属离子，故透气性差，如色素材质过厚，则有可能阻挡氧气。2014 年 6 月 1 日正式实施的《医疗器械监督管理条例》中，国家食品药品监督管理局（China Food and Drug Administration，CFDA）将彩色平光隐形眼镜纳入风险较高的三类医疗器械监管范畴。

对美容隐形眼镜的未来需求主要集中于更高的透氧性和更安全的染色性，同时与屈光矫正、色盲矫正等更加紧密结合。美容隐形眼镜要求染料安全、无毒、不褪色、不严重阻氧，染色剂加入材料后更加牢固，不与角膜接触，对虹膜纹理的模拟更加真实。

OK 镜的流行与其两大特性有关

OK 镜在中国是从 20 世纪 90 年代开始出现的，由于 OK 镜不仅仅是镜片，其验配者需要一定医疗背景，验配需要规范流程，具有个性化矫治过程，所以形容其配适使用角膜塑形术一词，从内涵和意义上看更为贴切。

15. OK 镜的与众不同在于其倒几何设计

OK 镜是种非常特殊的隐形眼镜，是 RGP 镜的一种，其制作材料是硬质透氧性极高的有机材料。OK 镜区别于其他隐形眼镜的最大特点是采用了倒几何的设计方法。

角膜形状看似球面，其实并不全是，其中央区可以认为是个球面，但是越往周边角膜形态越平坦（图 17）。这种角膜形状的存在有一定道理，如果把人的眼睛看成是一台精巧的照相机，角膜就是关键的镜头，这种中央球面、周边平坦形状的镜头可以减少一定球差，使成像更清楚。隐形眼镜大多是按照角膜形状这个特点来设计，即中央球面，越往外越平坦。但是 OK 镜的款式设计要倒着来，中央反而比较平坦，往外出现陡峭的弧度，这种设计就是倒几何设计，可有效改变角膜形态。

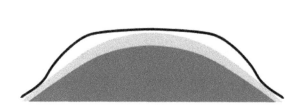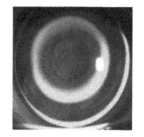

图 17　角膜塑形镜倒几何设计

16. OK 镜研究和实践事实之一：有效、暂时性降低一定程度的近视

角膜是人眼作用最重要的关键部件。角膜屈光力大约是43.00D，是整个眼球屈光力的 3/4，是人眼对外界成像的大功臣。因为角膜有作为屈光介质的作用，所以很多屈光不正的矫正方法都选择了角膜作为改变对象。如准分子激光近视手术，就是利用激光把角膜表面削平坦，使屈光力减少；角膜基质环是在角膜基质里放入两段半环材料，将角膜撑平坦，使屈光力减少；

OK 镜是通过倒几何设计的硬性镜片将角膜压平以达到减少屈光力的目的。

（1）角膜塑形的两大武器：压与吸

OK 镜对角膜形态的改变是通过物理性力量来实施的，这种力量不是镜片对角膜直接施力，而是通过镜片和角膜之间的泪液层，即使是在镜片压迫角膜中央区，镜片和角膜也不是直接接触的，用温州医科大学设计的超高分辨率 OCT 进行横断面光成像，发现中央区依旧有 10 ～ 20μm 的泪液层。

镜片对角膜形状塑形的原理需先从生活中的例子来理解一下，如下水道堵塞后通常用橡胶皮圈疏通，一般经验是在下水道上面灌满水，把皮圈浸入水中，然后一拉一推，产生推与吸相间隔的力量，下水道就通了。这里有两个关键，一是有水，二是有推和吸的力量。观察 OK 镜，水——镜片和角膜之间都是泪液；推和吸的力量——镜片中央对角膜有推压作用，镜片第二弧区是个密闭空腔，里面充填着泪液，产生负压吸力。当眨眼或闭眼时，眼睑对角膜压力有大有小，相当于皮圈一拉一推，在压和吸的作用下，角膜形态易发生改变。

（2）近视度数下降很有效，但也有一定范围

在压和吸的作用下，角膜形态迅速改变，近视度数也随之下降。这种近视下降的效果和速度让人感觉神奇，大部分人配戴 OK 镜后，仅半个小时就能发现度数下降。当然配戴时间越长，

近视度数下降越多，但并非无止境下降，因为想要近视度数下降得越多，需要把角膜压得越平，但受到的阻力也会越大。

近视度数下降一般发生在配戴后的 1～2 周内，达到最大下降程度后，度数不再变化。OK 镜能降低的近视度数一般在 −6.00D 以内，超过 −6.00D 的近视度数就很难完全降低，度数越高难度越大，同时风险也加大，−4.00D 以内的近视被认为是最合适的度数。不仅仅是近视度数，散光度数也能通过配戴镜片来减少，现在镜片设计的发展使得更高的散光度数也能通过配戴散光设计的 OK 镜来达到较好矫正效果。

（3）OK 镜效果具有暂时性和可逆性

角膜和 OK 镜像一对欢喜冤家，晚上见面，白天分离。晚上 OK 镜通过压吸改变角膜形状，达到近视下降的目的。白天 OK 镜取下后，虽然角膜受到 OK 镜塑形具有一定记忆性，但随着时间还会恢复到最初形状，所以不戴 OK 镜近视度数又会恢复如初。这种效果具有暂时性和可逆性，所以要保持近视下降的状态必须经常配戴镜片。

OK 镜的可逆性也有一定优点，准分子激光近视手术中角膜被激光削平，度数确实下降了，但是已经不可能回到原来的状态，特别是手术效果不好时。而 OK 镜的可逆性保证了配戴效果不好时候还可以回到原初始状态，这样的非手术方法，具有很好可逆性，使风险大大减少。

17. OK 镜研究和实践事实之二：有效延缓近视进展

OK 镜近几年在中国得到了大力发展，除了能有效降低度数、实现白天不戴眼镜也能有较好的视力外，还有一个重要原因是近十几年研究发现，OK 镜能有效延缓近视的发展。

（1）研究支持 OK 镜对近视进展有减缓作用

研究结果显示，配戴 OK 镜的眼睛玻璃体腔长度的增长速度比配戴普通框架眼镜较慢；越来越多的研究都发现配戴 OK 镜后眼轴增长较少。香港理工大学 Cho 等研究发现，戴镜 2 年后玻璃体腔长度增加（0.23 ± 0.25）mm，而对照组增长为（0.48 ± 0.23）mm。Cho 等的研究结果显示，戴 OK 镜的儿童与戴普通框架眼镜的儿童在 2 年复查时眼轴增长分别为 0.29mm 与 0.54mm，Cho 因此提出猜想，认为 OK 镜可能同时具有矫正近视和预防近视发展的作用。

温州医科大学团队也进行了 OK 镜配戴后对近视的控制研究，发现每年眼轴增长量单光眼镜组是 0.35mm/ 年，而配戴角膜塑形组为 0.18mm/ 年，意味着眼轴增长速度放慢了近 50%。研究还发现 OK 镜对近视发展的控制作用，对更高度数的近视效果更好，而对于低度近视的效果不如预期。超过 $-6.00D$ 以上的高度近视采用晚上配戴 OK 镜，白天继续配戴低度单光框架眼镜（因为近视度数）的方法，发现眼轴增长也能得到很好控制，甚至有超过 60% 以上的控制率。

（2）OK 镜控制近视发展的机制理论一：周边屈光理论（图 18）

OK 镜控制近视的一种近视发生发展理论认为，除了视网膜黄斑中心凹处的中心视力外，周边视网膜成像的清晰程度或离焦程度能影响眼轴发展速度。一般认为周边屈光是近视离焦状态时，近视发展就比较慢；周边屈光是远视离焦状态时，近视发展就比较快。针对高度近视眼，配戴 OK 镜后近视控制效果更好，因为度数越高，角膜形状改变越大，引起周边屈光的改变也越大。现在有很多 OK 镜的设计进行了针对性调整，能更多引起角膜形态改变的设计被认为对近视控制效果更好。

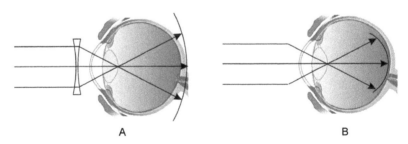

注：A：显示单光眼镜配戴后周边的像对焦到角膜后方，是远视离焦；B：配戴 OK 镜后，周边屈光的像对焦在角膜前面，是近视离焦

图 18　OK 镜延缓近视发生发展的周边屈光原理图

（3）OK 镜控制近视发展的机制理论二：调节理论

近视的发生发展的另一个理论认为调节在其中发挥了重要作用。温州医科大学的我的团队用 OCT 成像方式研究 OK 镜配戴

后的调节变化，试图从调节方面研究 OK 镜对近视减缓及控制的机制问题。研究发现，配戴 OK 镜后调节相关功能发生了改变，特别从晶状体形态学上发现了变化。调节的启动依赖于视网膜像质变化，OK 镜对角膜形态有重塑作用，会引起角膜像差变化，尤其是增加了球差，这会改变视网膜像质，进而改变人眼所感知到的调节线索。而这是不是调节动力学变化的原因，需要进一步研究。同时，当感知到调节线索的变化后，最终需要通过眼前节形态尤其是晶状体形变，来完成眼球屈光变化。在过程中实时监控形态学特征，可以进一步理解调节变化的动力因素，后续研究将得到进一步阐述，值得期待。

18. OK 镜监管要求高，降低近视仍存一定局限性

由于 OK 镜对近视有较好控制效果，而儿童是近视发展最快的年龄段，所以中国 OK 镜配戴者以儿童和青少年为主，OK 镜不单需要看有效性，更需注意安全性。OK 镜是一种接触镜，接触镜由于与人眼相接触而被列为三类医疗器械管理和使用中，其中的重要原因是对可能出现的风险进行可控制，同类的有人工关节和心脏瓣膜等，可见监管要求很高。

接触镜配戴的风险可存在 3 个方面：镜片的材料和设计、护理和依从性。配戴 OK 镜后引起的眼部器质性或功能性问题主要包括角膜染色、角膜压痕、角膜隐窝、角膜铁线环、角膜浸润、

角膜感染、重影和眩光等。防范重点在于选择合适配戴者、规范验配流程、随访检查和正确、及时处理并发症。

OK 镜的安全性最重要，安全的发展需要临床研究。随着科研人员对 OK 镜配戴后角膜变化的规律研究越透彻，镜片的设计体现越有效，配戴人群越来越多，安全性的要求也会越来越高。

OK 镜降低近视有一定局限性，不能扩大适应证去验配，使用不当容易伤到眼睛（如近视度数较高，降低近视度数的难度加大，配戴风险也会增加）。需要注意的是，OK 镜能够减缓近视发展，但不能治愈近视，不能本质上减少近视，甚至连长期保持近视度数不增加都较难做到。因为其近视降低作用是暂时的，即使降低了，高度近视引起的视网膜病变机会依然存在。

19. OK 镜验配有新研究及其新技术的发展

目前的 OK 镜主要应用于矫正近视和散光，对于远视也有所应用。通过对角膜的研究，矫正近视就是让角膜变平坦，矫正远视就是让角膜变突起。镜片的最新设计确实可以做到让角膜中央区变突起，在 OK 镜的镜片设计里修改了中央区，在原中央基弧区增加了一个往前突起的弧度，配戴镜片后中央角膜由于泪液负压吸引而往前突起，能达到降低远视度数 +3.00D 以内。实际上低度数的远视眼常常不戴眼镜也能很好工作和生活，这种远视矫正的 OK 镜其实是为了矫正老视，配戴了这种设计的镜片，将中央角膜变突后具有一定度数的近视，使得不戴眼镜也可以正常看近物。

散光设计的 OK 镜是近年来镜片设计上的发展，原来球面 OK 镜对于角膜较大的散光或范围较大的散光，常常会出现镜片偏位或塑形效果不好等问题，通过中周边环曲面设计或双轴设计，能使镜片更有效、更安全地进行塑形。

OK 镜还有新的发展，如镜片材料更加具有生物相容性，镜片表面进行等离子膜层处理，能使配戴更舒适、更安全。还有设计上的创新，如在镜片反转弧上打上 3 个非常小的孔，用于调整镜片下方泪液压力与吸力，可有效减少镜片粘连在角膜上的机会。另外在巩膜镜上运用了 OK 镜的设计，能保证镜片定位于中央，保证有效配戴的成功率。

总而言之，镜片材料和镜片设计发展始终是 OK 镜发展的主线，科技进步使得将来出现更有效、安全和方便的 OK 镜成为可能。

隐形眼镜配戴对干眼有两面性

在眼表，泪液在维持正常视觉和生理功能方面起到极其重要的作用。当涂布在眼表的泪液水质、黏液和脂质发生量的不足或质的成分变化后，就会导致干眼发生。隐形眼镜直接戴在眼表，与眼表泪液直接接触，相当于是浸泡在泪液中，很可能会引起泪液质和量的变化，从而导致干眼发生或是加重干眼症状。反之，特殊设计的隐形眼镜又能反过来用于改善干眼症状。

20. 泪液的组成与作用

泪液是由泪腺和副泪腺所分泌的（图 19）。正常状态下，副泪腺以大约 1.2µl/m 的速度分泌泪液；当受到刺激（如异物、心理刺激等）时，泪腺会反射性分泌大量泪液，也就是所谓的流泪或哭。随着每次眨眼，分泌出来的泪液会随着眼睑运动被重新分布，平铺在眼球表面，再汇聚于眼睑处形成泪河，最终通过泪道排入鼻腔。

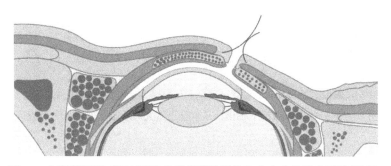

图 19 人眼截面图（可以看出分泌泪液的腺体和分布在角膜表面的泪液）

正常情况下，平铺在眼表的泪膜只有大约 3μm 厚，薄薄的泪膜却被细分成 3 个层次。表面层是脂质层，主要含有胆固醇、三酰甘油等，这些脂质可以增加泪膜表面张力而防止泪水自眼睑边缘溢出，并减少泪液蒸发。中间层是比例最大的水样层，主要含有水、电解质、蛋白质等，可以维持角膜表面的亲水性，为角膜运送营养物质，同时水样层还含有大量抵抗微生物的保护因子。内层是黏蛋白层，主要含有糖蛋白、黏多糖，具有亲水性，并将水质层黏附在角膜上皮表面的微绒毛上，从而使泪液的水能够均匀扩散、涂布于整个角膜表面，形成完整泪膜。隐形眼镜戴入眼表后，会改变泪膜的分布，镜片前和镜片后均会形成一层泪膜（图 20），看上去就像隐形眼镜被浸泡在泪液里。

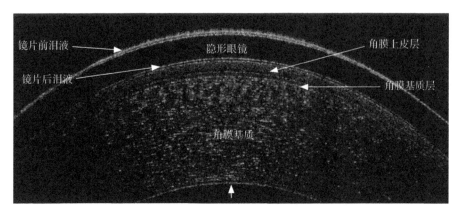

镜片前泪液　隐形眼镜　角膜上皮层

镜片后泪液　角膜基质层

角膜基质

图 20　高分辨率显微镜下拍摄：从下至上是人眼角膜、泪液、隐形眼镜

21. 泪液对配戴隐形眼镜大有用途

首先，正常角膜组织没有血管，其代谢活动所需的氧主要来自于大气。但是大气中的氧需先溶入泪液中，才能被角膜吸收利用。当干眼发生时，眼表泪膜的异常改变会引起角膜氧供不足、有氧代谢失衡，糖原储备迅速耗竭，无氧糖酵解产生大量乳酸并聚积，使角膜组织渗透压增加，最终导致角膜上皮和基质水肿。长期严重的缺氧还会导致透明角膜组织产生新生血管。

其次，泪液本身可以作为一层光学介质，在配戴隐形眼镜后，分布在镜片前和镜片后的泪膜均可形成光滑的光学表面，参与清晰视觉形成。尤其是在硬性隐形眼镜中，由于镜片质地较硬，能够保持原有形态，从而使镜片和角膜之间的空隙由泪液充填，就像一片由泪液构成的镜片，被称为泪液镜。这层泪液镜还可以弥补角膜表面的散光或不规则性，提高视觉质量，因此干眼患者经常会因为泪液质量较差而伴有视物不清的症状。

再次，泪液可以湿润眼表，为配戴隐形眼镜提供润滑和缓冲作用，充足泪液可以保证配戴者的舒适性。而且泪液中还含有免疫球蛋白、溶菌酶等物质，是抵抗感染、保护角膜的第一道防线。因此当泪液分泌不足时，隐形眼镜配戴者会有强烈的眼表干涩感、不适感或异物感，同时发生眼表感染的概率也会大大增加。

22. 配戴隐形眼镜引起干眼的原因

有研究表明，因配戴隐形眼镜导致的干眼患病率高达50%。当干眼发生时，隐形眼镜配戴者最主要症状是眼部干涩和异物感，还可能产生眼部烧灼感、畏光、视物模糊、视疲劳等症状。

泪腺分泌的泪液有75%～90%会聚积在上下眼睑与角膜交界处，其截面犹如新月状，又被称为泪新月（tear menisci）。温州医科大学的眼成像实验室（OIL lab）团队，致力于眼部高性能成像设备研发和临床推广应用，通过超高分辨率成像系统的观测，证实了在配戴隐形眼镜后，上下泪新月容量会显著降低，且泪液量下降与眼部不适感有很强的相关性。深入研究发现，无论是否配戴隐形眼镜，眼表泪液量在整个白天都会逐渐下降，这也是干眼患者下午症状比上午症状较严重的主要原因。

隐形眼镜配戴后泪液量的减少，主要与脂质层异常导致的泪液蒸发加快有关。书中前文提到，配戴在眼表的隐形眼镜相当于浸泡或嵌入到泪液中，在镜片前和镜片后各形成一层泪膜，即原本完整的泪液被分隔在镜片前后。当镜片前水样层厚度不足时，将不足以支持泪液表层脂质扩散，导致脂质层厚度降低。另外，镜片戴入眼睛后对泪液的机械作用也会破坏脂质层分布。脂质层不稳定和脂质分布异常，会加速泪液水分蒸发，导致泪液量下降。

凭借着高分辨成像设备，OIL lab 团队发现隐形眼镜边缘会嵌入角膜缘上皮组织中，使得泪液很难通过镜片边缘进入到镜片与角膜之间的空隙中，反而镜后泪液却会很容易通过眨眼动作排出。因此，镜片与角膜之间的泪液层会随着配戴时间延长而快速减少，引起角膜相应位置干燥。另外，在配戴软性隐形眼镜时，镜片与空气接触会导致镜片内水分蒸发而产生脱水，脱水后的镜片则会从镜后泪液中继续吸取水分，从而加重干眼症状。

配戴薄的、高含水量的软性隐形眼镜，或长期生活在干燥环境中，更会加剧泪液蒸发。当泪液中水分蒸发加快时，必然会导致泪液渗透压上升。泪液渗透压主要源自电解质含量。0.9% 氯化钠溶液渗透压为 289mmol/L，等张力泪液渗透压约为 300mmol/L，而在配戴隐形眼镜后上升至 310 ～ 325mmol/L。泪液渗透压上升被认为是引起干眼多种症状的主要机制之一，因此也有学者将泪液渗透压作为干眼诊断指标之一。但是，目前对在体渗透压的测量仍存在一些问题，如测量时采集的部位和泪液量会对测量结果造成影响。对于配戴隐形眼镜后，泪液渗透压的变化仍有待进一步研究。

配戴隐形眼镜后似乎对泪液的分泌不会造成太大影响，尽管在刚戴上镜片时会出现短暂刺激性流泪。但是目前对泪液分泌的研究仍然很少，很大原因在于缺乏确切有效的方法可以测定泪液分泌量。有学者在隐形眼镜配戴者的眼中滴入荧光素，通过荧光光度计测算泪液置换率来反映泪液分泌情况。正常年轻人在不戴镜情况下的泪液置换率约为 15.5%，而配戴隐形眼镜后的泪液置换率为 12.4% ～ 16.4%。特别指出，泪液渗透压、蒸发速率和泪膜稳定性会影响泪液置换率，因此需要排除其他影响因素，泪液置换率才能反映泪液分泌情况。

总而言之，在配戴隐形眼镜后，眼表泪液的蒸发速率会加快，导致泪液水样层减少，这会进一步引起脂质层紊乱而加重泪液蒸发。泪液含水量下降会引起渗透压上升，从而引起眼部各种症状。

23. 隐形眼镜可以作为干眼辅助治疗手段

引起干眼的病因十分复杂，除了隐形眼镜以外，像全身性疾病、药物、眼部感染和年龄等，都可能单独或共同作用导致干眼发生。因此，针对干眼治疗的首要措施是控制诱因。此外还可应用人工泪液、局部润滑液、泪点栓塞、自体血清甚至手术等治疗手段。当使用了上述方法后，可能仍有部分患者存在无法改善的症状，还可以把隐形眼镜作为光学绷带，辅助治疗干眼，改善症状。

巩膜镜在所有隐形眼镜里个头最大，其直径超过 20mm，而且巩膜镜也是最早被研究和制作的隐形眼镜。现代巩膜镜仍然具有直径大、材质硬、透氧性高的特点，其边缘与巩膜接触，相当于整个镜片完全由较坚韧的巩膜支撑，从而使镜片覆盖整个角膜和角膜缘。镜片和眼表形成了一个完全由泪液充盈的空间，这个泪液层能够持久有效地防止泪液蒸发，保持眼表湿润（图21）。同时，镜片还能保护角膜表面不受眨眼时眼睑剪切力作用，有利于角膜上皮组织的稳定性，能够促进上皮愈合。到目前为止大量研究报道认为，巩膜镜能够明显改善干眼症状，尤其是药物治疗效果有限的严重干眼，如干燥综合征引起的干眼。

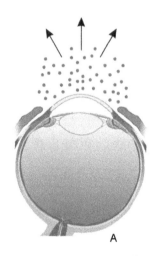

注：A.裸眼；B.配戴隐形眼镜

图21　配戴隐形眼镜，泪液蒸发减少

前文已经提到，软性隐形眼镜在脱水后会不断吸取镜后泪液的水分，特别是有很强吸水性的 Si-SCL，但是这个特性又可以用于治疗泪液分泌正常而蒸发过强的干眼患者。Si-SCL 在配戴前使之含水量达到饱和再戴入眼睛，其强大的吸水性能够锁住水分，避免因泪膜不稳定引起的水分蒸发，从而长时间保持眼表湿润。但是，这种方法的前提是患者泪液分泌功能正常、水样层充分，否则如果眼表水样层过少，Si-SCL 为了维持其水分会不断吸水，反而加重干眼症状。

软性隐形眼镜由于其亲水性好，可以在戴入眼睛之前，吸收某些眼局部应用药物，这样可以起到储存和药物缓释的作用。因此，针对干眼患者，可以将软性隐形眼镜作为抗感染、促进角膜上皮愈合或激素等药物的载体，起到治疗效果。

隐形眼镜在医疗中的绷带作用

当皮肤受到擦伤或有小伤口，常常会使用创可贴或纱布，眼睛表面的创伤也可以采用类似的方法，即使用隐形眼镜，此类隐形眼镜被称为绷带镜。

软性角膜隐形眼镜应用于临床治疗已经有 40 余年历史。随着高透氧性角膜隐形眼镜材料的出现，以及隐形眼镜设计和生产工艺的进步，近年来软性角膜隐形眼镜被用作一种光学绷带用来治疗某些角膜病变。另外，利用软性角膜隐形眼镜的亲水特性，将其作为药物载体，可起药物缓释与增加局部药物浓度的作用，在某些眼部疾病中使用，增加疗效，并减少频繁使用滴眼药，此类角膜隐形眼镜为治疗性镜片，称为绷带镜。

24. 隐形眼镜的绷带作用原理

（1）隔离效果：角膜上有丰富的神经末梢，角膜疾病（如角膜上皮缺损、丝状角膜炎、大泡性角膜病变等）会引起疼痛症状。镜片覆盖由于角膜病变而裸露的神经，同时阻隔眼睑对角膜的摩擦和外界对角膜的刺激，从而减少疼痛。同时也可减少眼睑倒睫等对角膜的刺激，保护角膜。

（2）绷带效果：角膜隐形眼镜附于角膜表面起到如同绷带一样的稳定和固定作用，有利于角膜上皮保持稳定，防止上皮层脱离，促进上皮快速愈合。通过配戴隐形眼镜，可增加角膜上皮或屈光手术后角膜瓣的稳定性，防止移位。

（3）湿润效果：配戴角膜隐形眼镜能减少角膜表面泪液蒸发，保持角膜表面相对的湿润环境。

（4）吸载效果：利用软性角膜隐形眼镜亲水性的特性，镜片吸收水分同时也吸收了部分眼用药物，贮存了药物成分的镜片在戴镜后缓慢释放出药物，使得药物能在眼表保持更长时间的有效浓度，可以减少药物滴眼次数，促进眼表疾病恢复。

25. 需要特殊材料或处理的隐形眼镜

（1）水凝胶镜片：根据含水量可分为低含水量镜片（含水量为 38% ～ 45%）、中含水量镜片（含水量为 55% 左右）、高含水量镜片（含水量为 70% ～ 79%）。根据镜片厚度有薄镜片和厚镜片之分，目前镜片厚度范围为 0.035 ～ 0.450mm。根据使用周期，有抛弃型镜片与传统型镜片之分。

（2）Si-SCL 镜片：将高氧通透性的硅和良好液体传送能力的水凝胶结合起来的材料，硅为携带氧气的主要渠道（硅胶和氟），透气性高，比传统镜片高 6 倍透氧，适合连续过夜配戴。同时由于其低含水量，材质较传统水凝胶镜片稍硬，具有比传统硅胶镜片更好的持续湿润性和抗沉淀特性。

（3）胶原膜镜片：系生物凝胶制成，质地柔软，透光性能好，主要用于保护角膜手术后角膜创面。因为覆盖在有创面角膜表面，或者覆盖在角膜屈光手术后的表面，对绷带型隐形眼镜的无菌要求非常高，需要特殊处理，保障安全。

26. 绷带镜的选择要更加挑剔

根据不同用途选择镜片的含水量、直径、厚度、基弧等，镜片配适同一般隐形眼镜，但治疗性镜片仍有其特性。

（1）透氧性：绷带式角膜隐形眼镜作为一种治疗手段，通常需要连续过夜配戴 3 ～ 4 周，甚至 3 个月，所以对透氧性要求较高。Holden 等研究认为，过夜配戴的镜片材料氧传导性 Dk/t 值至少应达到 87×10^{-9}（cm·mlO$_2$）/（s·ml·mmHg），才能使过夜配戴时角膜水肿率不超过 4%。Si-SCL 镜片透氧率是传统的 5 ～ 6 倍，且质地较硬，所以很多情况下绷带镜应以透氧性能较高的抛弃型 Si-SCL 为主。

（2）镜片含水量：对于单纯角膜上皮糜烂患者，选择较高含水量镜片，可提高镜片配戴舒适度，并增加氧供；而对于一个明显有干眼症状的患者，则需选择中等含水量镜片或低含水量镜片；用作药物吸载的镜片，一般选择含水量高镜片，吸药性更好，药物有效剂量的维持及治疗作用也更好；薄的低含水镜片可使用在比较规则的角膜上，在不规则角膜上必须使用较厚、含水量较高的镜片。

（3）镜片直径：为了配戴镜片的稳定性，中心定位良好，宜选择偏大的镜片直径（如 14.0 ～ 14.5mm）。

（4）镜片厚度：较薄的镜片，氧传导性较高，而如作为吸载药物镜片，则需要稍厚的镜片。薄镜片配戴稳定性较好，其绷带效果比普通厚度的镜片要好些。

（5）镜片基弧（base curve，BC）：治疗应用的镜片配适应尽量达到中心定位好，松紧合适，镜片移动度约在 1mm 为宜。配戴较松者，可选择 BC 较小的镜片。

27. 绷带镜的最终目标

（1）缓减疼痛：应用绷带式高透氧性角膜隐形眼镜可以起到保护角膜上皮，防止暴露的角膜神经末梢或外露的角膜缝线与眼睑摩擦引起疼痛。常用于 PRK、LASEK、PTK 等角膜屈光手术及角膜移植等手术后，也常用于角膜病变（如大泡性角膜病变、角膜上皮缺损或糜烂、反复性角膜上皮剥脱症）。

（2）促进角膜愈合：绷带式角膜隐形眼镜可保护角膜创面，促进角膜伤口愈合，多应用于各种角膜炎，如角膜溃疡、神经营养不良性角膜炎、神经麻痹性角膜炎、丝状角膜炎，还可用于角膜化学伤后的角膜损伤以及眼表手术（如翼状胬肉等手术后）。

（3）保护角膜：配戴绷带式角膜隐形眼镜可暂时防止或阻挡来自眼睑内翻倒睫的机械刺激，或春季卡他性结膜炎眼睑结膜粗大乳头对角膜的摩擦，对角膜起到保护作用。

（4）保持湿润：干眼患者泪膜不稳定且伴有眼表组织病变，眼部常见症状有干涩感、异物感、烧灼感、畏光、眼红、视物模糊、易视觉疲劳等。当使用人工泪液、促使泪液分泌及泪小点栓子等治疗无效时，可考虑亲水软性隐形眼镜。一般用具有低蒸发保湿特性的软镜，镜片不能太薄，保证此种镜片吸收水分和释放水分速度缓慢。

（5）药物载体：利用软性隐形眼镜对液体吸收负载和缓慢释放的特性，可显著提高滴眼剂生物利用度，减少滴眼频度。此种镜片通常在戴镜后短时间内有较大量药物释放，其后在稳定水平保持相当长时间。一般多用于慢性开角型青光眼、单纯疱疹性角膜炎和眼部化学伤。根据需要选择不同镜片作载体，如高含水镜片具有载量大、释放快的特点，常用于冲击性给药；低含水量镜片载量小、释放慢，可利用其缓释性能提高药物作用时间。厚镜片载量大，但并不能显著提高药液释放时间和速度，通常选择镜片厚度为 0.1mm 左右。另外药物浓度、分子量大小均会影响镜片药物载量和释放速度。

28. 绷带镜应用的研究进展

随着角膜隐形眼镜材料技术不断进展和更新，对于使用绷带镜片有了越来越多可供选择的范围。绷带镜一般以含水性软性角膜隐形眼镜为主，具有柔软、舒适、覆盖角膜完全、含水及吸附药液的性质。当治疗目的主要是机械性保护角膜和促进角膜上皮愈合时，Si-SCL 应该是一个更好选择，因为上皮再生是氧气、水分和镜片对上皮细胞的保护共同作用的结果，Si-SCL 具有高透氧性能和良好液体传送能力，可让更多氧气透过，效用比传统水凝胶镜片更强，将是未来绷带镜片理想选择方向。

近年来，除了最常见配戴绷带镜片治疗其他治疗方法，无效的严重干眼症外，出现了 Si-SCL 结合其他眼药治疗眼表疾病的报道。有研究指出，12 例常规药物治疗至少 6 周以上无效的复发性角膜上皮糜烂患者，持续配戴绷带镜片 3 个月后，仍能有效促进角膜上皮附着，随访 1 年后 12 例患者中 9 例完全没有复发，证明绷带镜片治疗复发性角膜上皮糜烂有效且复发率低。

对严重的 Sjögren syndrome（SS）患者，比较了绷带镜与自体血清治疗的疗效，治疗 6 个月后发现，绷带镜矫正视力优于自体血清滴眼液，并且治疗期间一直保持稳定，角膜上皮染色评分也较低，说明绷带镜对 SS 干眼是一种有效选择。对于一些以自体血清滴眼液结合人工泪液和抗菌药物常规治疗无效的持续性角膜上皮缺损患者，改用亲水性绷带镜片结合自体血清滴眼液治疗，平均 14 天后大部分患者病变愈合。对单纯硅水凝胶绷带镜或自体血清滴眼液治疗无效的持续性上皮缺损患者，联合使用绷带镜和自体血清滴眼液后，平均治疗 12 天后患者痊愈，显示绷带镜片结合自体血清滴眼液对难治性角膜上皮缺损患者有治疗作用。同样，翼状胬肉手术后患者使用硅水凝胶绷带镜，证实可以明显缩短术后角膜上皮修复时间，并显著缓减术后疼痛，这说明绷带镜可以作为翼状胬肉术后常规辅助治疗措施，尤其对于较大的翼状胬肉更是值得推荐。

另有报道指出，环孢霉素 A 在眼表停留时间很短，导致生物利用率过低，而 Si-SCL 能作为其有效药物载体，增加药物表面停留时间，提高药物有效利用率，从而实现可控、长期的药物传递。但并不是所有药物都能够通过 Si-SCL 进行传递，有研究发现，当使用隐形眼镜作为眼表外伤患者表皮生长因子滴眼液的药物载体时，水凝胶镜片可以吸收和释放表皮生长因子，但 Si-SCL 却无法在眼内传递表皮生长因子，这可能与镜片材料中含硅有关。

隐形眼镜可能是圆锥角膜患者的必选

圆锥角膜（KCN）是一种角膜局限性圆锥样突起（图 22），伴突起区角膜基质变薄的先天性发育异常，为常染色体显性或隐性遗传，大多于青少年时期发病，发展缓慢，90% 为双眼先后发病，视力进行性下降。

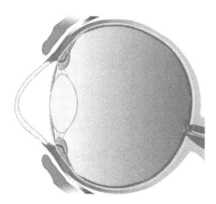

图 22　圆锥角膜示意图

圆锥角膜早期，角膜不规则散光不明显时，框架眼镜或一般软性隐形眼镜可以达到较好矫正视力；随着病变进展，当继续使用框架眼镜或软性隐形眼镜无法有效矫正不规则散光，不能获得满意矫正视力时，可采用硬性隐形眼镜。硬性角膜隐形眼镜由于其较硬的材料所形成的泪液镜、镜片本身较好的光学特性，可赋予圆锥角膜比较好的矫正视力。因此，隐形眼镜很可能是大多数圆锥角膜患者的必选。

部分患者随着病情进一步恶化，可考虑行板层角膜移植术或角膜镜片术；如果圆锥向前突起很明显，且角膜有全层混浊时，则应施行部分穿透性角膜移植术。角膜移植后的患者，为了获取较好视力，一般情况下需要使用特殊设计的隐形眼镜。

29. 圆锥角膜患者的视觉症状

圆锥角膜患者最先感受到视力异常，从最初的近视散光，逐步发展到近视和散光越来越高，矫正越来越难，效果越来越差，最后发展到角膜出现明显严重病变（图23）。根据临床表现可分为：

早期：发病缓慢，患者仅表现为近视度数不断加深，散光增加，没有明显其他自觉症状。裂隙灯检查等常规检查无明显异常改变，角膜地形图可发现早期特征性改变。

中期：角膜前突导致角膜不规则变形、进行性角膜变薄，此时会有一些临床体征，可以通过裂隙灯检查出来，如基质 Vogt

条纹和 Fleischer 铁质环，检影时发现病变区呈现不规则影动。因角膜不规则散光，患者可出现严重视力下降。

晚期：角膜前弹力层破坏，导致浅层基质瘢痕形成，角膜极度不规则。患者出现明显视力下降，框架眼镜矫正视力不理想，可能有单眼复视、畏光和眩光等不适。

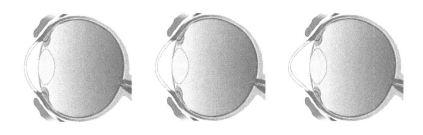

图 23 圆锥角膜早期、中期、晚期示意图

水肿期或急性圆锥角膜：部分患者角膜后弹力层破裂可引起基质水肿，表现为突然的视力严重下降，而且很难改善。

30. 矫正圆锥角膜视觉的隐形眼镜

由于圆锥角膜病因尚不明了，各种治疗方法对圆锥角膜病情发展的控制效果也不明确，对圆锥角膜治疗目前仍以提高矫正视力为主要目的。

（1）RGP 镜片

轻度和部分中度圆锥角膜患者配用普通球面 RGP 镜片。圆锥角膜的 RGP 镜片验配过程与一般 RGP 镜片验配过程相似。在配戴前应由眼视光专业人员对配戴者眼部做全面检查，决定其是否适合配戴 RGP 镜片。

通常使用的 RGP 镜片有顶点接触式、顶点空隙式和三点接触式（图 24）。

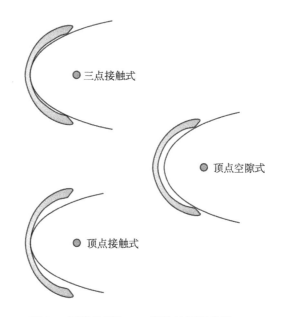

图 24 圆锥角膜与 RGP 镜片的相互关系

（2）软性角膜隐形眼镜

角膜不规则散光不明显的早期、中期圆锥角膜可用一般软性隐形眼镜进行矫正；有患者不能耐受 RGP 镜片，而选择软性角膜隐形眼镜；在配戴软性角膜隐形眼镜基础上，再通过框架眼镜矫正散光。按常规方法和步骤验配软性角膜隐形眼镜和进行规范镜片护理即可。一般情况下，不能接受 RGP 镜片的患者，可应用软性角膜隐形眼镜矫正圆锥角膜，特别是 Si-SCL 比传统水凝胶镜片材质硬些，透氧性更好，对于圆锥角膜患者使用更安全，视觉效果也会更好。因为圆锥角膜是不断进展的，因此必须强调定期复诊重要性，以便及时了解圆锥角膜病变程度和隐形眼镜配适状态。

（3）软-硬组合型隐形眼镜（piggy-back）

Piggy-back 镜片系统是用软性隐形眼镜与角膜相接触，作为基底，在此基础上再配戴 RGP 镜片（图 25）。使用软性隐形眼镜的目的是为了减轻镜片对圆锥角膜锥顶的机械刺激，改善舒适度，同时也可增加 RGP 稳定性，以达到更好视力矫正效果。中、晚期圆锥角膜，如果单独使用 RGP 不能达到满意效果，可以使用 piggy-back 镜片系统。一般情况下，软性隐形眼镜和 RGP 镜片均应采用高透氧性、厚度较薄的镜片，以保证角膜正常氧供。应注意的是，piggy-back 镜片系统配适评估相对较困难，评估时应特别注意观察隐形眼镜移动度、中心定位和两种镜片的相对稳定性。当然，由于采用两种不同材料的镜片，因此镜片护理问题也应引起注意，应该分别使用软、硬 2 套不同护理用品。

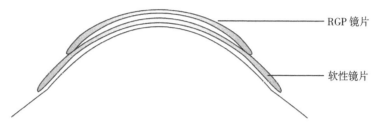

图 25 Piggy-back 镜片

（4）软 - 硬结合镜片（hybrid softperm lenses）

中央为 RGP 材质镜片，软镜材质作为镜片裙边（图 26）。其目的是提高患者配戴舒适度和获得较好视觉效果。软 - 硬结合镜片能较好矫正不规则散光，配戴也较为舒适，镜片中心不至于太厚而影响氧气通过，但软-硬镜片结合部位透氧率会下降。

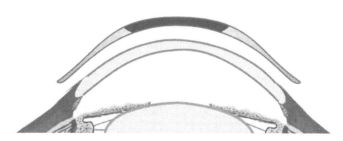

图 26 中央为硬、周边为软的软 - 硬结合镜片

（5）巩膜镜

现代巩膜镜是采用高透氧 RGP 材料制成的大直径镜片，镜片直径可达 20mm，可提高镜片配适成功率。对于严重圆锥角膜患者、RGP 配戴不理想者，选择此种镜片可获得较好配适效果和视觉效果，延迟进行角膜移植手术。

31. 圆锥角膜配戴隐形眼镜应注意的问题

圆锥角膜患者的隐形眼镜片护理比较困难。首先，圆锥角膜患者容易产生镜片沉淀物；其次，镜片本身弯曲度往往较大，容易沉积沉淀物，且清洁较困难。因此，镜片护理过程更应该引起重视，酶清洁必不可少，必要时可使用小棉签帮助清洗镜片后表面。如果镜片移动很小，则容易与角膜粘黏，摘取镜片时应特别注意，以免发生角膜上皮剥脱。

圆锥角膜患者由于角膜变形明显，存在残余散光较多见。最好矫正方法是在配戴隐形眼镜基础上再验配框架眼镜。由于镜片设计困难，所以很少使用双散光隐形眼镜来矫正。

32. 圆锥角膜隐形眼镜的研究进展

从现有临床资料分析，圆锥角膜患者采用 RGP 较多，总体效果不错。但有时配戴 RGP 镜片，眼部可能会有明显异物感、眼痛、眼干症状，甚至无法耐受。随着近年来隐形眼镜材料不断改进，超高透氧性、高生物相容性、高稳定性、高舒适性、低沉淀性及抛弃式隐形眼镜层出不穷，从而促进了 piggy-back 镜片的配戴更加安全、有效及舒适。

以往的 piggy-back 镜片由普通水凝胶软性隐形眼镜和 RGP 组成，其最大问题是双层镜片明显降低了透氧性，而 Si-SCL 与高透氧性 RGP 是近年来临床应用的新进展。高透氧性 RGP 结合

Si-SCL材料在日戴型隐形眼镜中可以使得角膜功能基本保持正常。

国内有研究评价了Si-SCL与RGP镜片组合的piggy-back系统用于圆锥角膜矫正，对改善视力、眼表形态和舒适度效果，角膜塑形效果及安全性能。结果发现，戴镜6个月以上，角膜地形图显示角膜形态向平坦化、球面化、规则化转变。因此，某些中、重度疑难病例均可利用高透氧材料组合的piggy-back镜片有效解决，既可不同程度提高矫正视力、提高舒适度和安全性、延长戴镜时间，又可提高角膜塑形效应。

另外，当给圆锥角膜患者配戴piggy-back镜片后，评价不同软镜屈光度对圆锥角膜患者角膜前表面曲率以及规则性的影响，发现负软性角膜隐形眼镜相对于正隐形眼镜可以给圆锥角膜患者提供一个相对更平坦的前表面，因而认为piggy-back负软镜可能更适合于圆锥角膜。

软-硬结合镜片中央为RGP材质，软镜材质作为镜片裙边，有研究认为，Hybrid镜片中心硬镜部分可获得较好光学性能，周边软镜材质可以增加舒适度，可以用于圆锥角膜患者不能耐受或适应RGP时视力康复的一个很好选择。另外，有研究将巩膜镜用于圆锥角膜、角膜移植术后高度散光眼以及角膜瘢痕眼，发现应用巩膜镜后视力有显著提高，因而对各种原因引起的角膜形态异常，用巩膜镜矫正不失为一种可行办法。

抛弃型隐形眼镜增加了安全筹码

美国食品药品管理局（FDA）将抛弃型镜片定义为镜片从第一次戴上到取出后，立即予以抛弃，不再重复使用，以配戴 1 天后即抛弃的日抛型镜片为典型代表。目前符合 FDA 抛弃型镜片的定义有：①周抛型镜片：连续戴 7 天 /6 夜后抛弃；②日抛型镜片：配戴 1 天，睡觉前取出抛弃，是真正意义上的抛弃型使用方式，不必清洁和消毒镜片。

33. 抛弃型隐形眼镜的诞生和发展使隐形眼镜更安全方便

在使用传统型隐形眼镜至真正意义的抛弃型隐形眼镜的过程中，有将在规定相对较短时间内更换的镜片也称为抛弃型隐形眼镜的。如在美国，有时将两周内更换的镜片称为抛弃型镜片；在中国等东南亚国家，将更换周期不超过 1 个月的镜片称为抛弃型镜片。有些验配师发现缩短镜片使用周期可以有效减少镜片上的沉淀物，于是将 Acuvue 镜片作为日戴镜片并予以定期更换，一般为 2 周。由于这种配戴方式不符合抛弃型镜片的定义，被称为频繁更换型。

抛弃型隐形眼镜有很多好处。第一，抛弃型镜片使用很方便，从镜片戴上至摘取后丢弃，镜片不需要进行清洁、冲洗、消毒和去蛋白，减少了琐碎程序。第二，增加配镜便利性，减少计划外就诊次数，如抛弃型镜片一般多副镜片同时购买，一旦镜片丢失或破损，直接替换镜片；增加镜片处方弹性，由于有多副镜片，可以根据需要给予镜片处方，对于散光患者，可以同时给予球性软镜和散光软镜处方，对于老视的患者，可以同时给予单眼视镜片和多焦镜片处方。第三，特别是日抛型镜片，因镜片每天更换，避免了镜片老化问题，使配戴者具有更好的配戴舒适度和清晰度；由于镜片配戴周期短，镜片上沉淀物明显减少，因沉淀物导致的并发症也明显减少（如隐形眼镜引发巨乳头性结膜炎、角膜染色、角膜浸润、角膜感染等），大大增加了隐形眼镜配戴安全性；不需使用护理产品，减少了护理产品不当引发的眼部过敏和毒性反应。这些抛弃型隐形眼镜的好处都得到了相关临床对照试验证实。

当然，任何事物都有两面性，抛弃型镜片的大量推广使用也有一些不足之处：第一，需要有重复性好、适合大批量生产的制造工艺，才能保证镜片具有合理、低廉的售价。第二，大量丢弃的镜片和镜片包装会给环境保护带来一定压力。第三，有一些依从性差的配戴者，会超期使用镜片，带来一些不可预知的风险。

34. 真正的抛弃型正在实现

抛弃型镜片的概念是基于传统型镜片所产生的问题而提出来的。20 世纪 80 年代初，人们一般当隐形眼镜丢失或破损时才会更换镜片，这种方式即传统型配戴方式，镜片使用寿命一般为 12 个月左右。由于镜片长时间使用导致了镜片老化和沉淀物黏附，使配戴清晰度、舒适度明显下降，同时会增加巨乳头性结膜炎、角膜感染等并发症，使部分配戴者由于以上原因放弃了隐形眼镜配戴。

在 20 世纪 80 年代末至 90 年代初，研究者发现隐形眼镜的配戴人数并无增长，原因是每年配戴者的增加数量与每年放弃配戴的人数相当。如何改进隐形眼镜来吸引更多配戴者和减少放弃配戴的人数？斯堪的纳维亚地区的医生发现，如果将镜片使用寿命缩短到 6 个月，隐形眼镜相关的巨乳头性结膜炎、角膜感染等并发症都会有所减少，增加了隐形眼镜配戴安全性，验配医生开始有计划地逐步推广缩短更换镜片的周期，直至每月更换，即频繁更换型配戴方式。而当时世界上验配隐形眼镜最多的医生 Dr. Hikaru Hamano，根据他的临床验配经验和研究结果，向某隐形眼镜生产公司提出推广每日更换抛弃型镜片的建议，并获得了其他专家的支持。自 20 世纪 90 年代初，各类品牌的抛弃型隐形眼镜陆续进入市场，质量和规范也逐步提升，眼病并发症也随之减少，隐形眼镜配戴者人数又开始增长。

据 Nathan（2010 年）等发表的关于抛弃型隐形眼镜在全球发展状况的报道，2000—2008 年 9 年间日抛型处方平均占高比例的国家为日本 32%、挪威 38% 和英国 32%，占低比例的国家为澳大利亚 11%、加拿大 8%、荷兰 5% 和美国 5%，在 2006—2008 年 3 年间日抛型处方平均占低比例的国家都出现了明显的上升。Nathan（2015 年）等在另一篇报道 2002—2014 年美国隐形眼镜处方趋势的文章中总结，在所有隐形眼镜处方中，以 1 ～ 2 周或每月频繁更换的隐形眼镜为主力，日抛型隐形眼镜发展迅速，从 2002 年的 5.3% 快速上升到 2014 年的 27.1%。

日抛型隐形眼镜配戴者有以下特点：①更多年轻人群愿意选择日抛型配戴方式，它更适合年轻人快捷、便利的生活；②男性配戴者比例较传统型高，这可能和男性更热爱运动有关，日抛型的间歇性配戴和便利更适合运动人群。因此，在日抛型隐形眼镜配戴人群中，有 38% 选择间歇性配戴方式，而在传统型隐形眼镜配戴人群中，只有 6% 选择间歇性配戴方式。

35. 抛弃型镜片的创新和发展

抛弃型隐形眼镜除了带给配戴者健康和便利的配戴体验外，

自身在材料和设计上也不断创新和发展。

材料方面，从水凝胶材质逐渐向硅水凝胶发展，硅水凝胶由于含有硅，大大提高了镜片透氧性，减少了因角膜缺氧而导致的角膜新生血管、角膜水肿及角膜内皮多形变等并发症，并为长时间配戴镜片提供了足够氧气。一些产品为了增加硅水凝胶材料的亲水性，在材料中添加亲水成分，增加镜片在眼表的水润性，提高配戴舒适度；有的将水凝胶和硅水凝胶材料结合，如爱尔康首款水梯度设计镜片 DAILIES TOTAL1® 结合了硅水凝胶的高透氧性和传统水凝胶良好的湿润度，镜片中间层的硅树脂带来了低含水和高透氧，镜片表面高湿润、高含水的超软亲水表面凝胶保持表面水润性；有对水凝胶材料进行改良的，如采用仿生学材质，使之更接近角膜特性，配戴更舒适；有的在镜片中加入色素层，生产各种各样的彩色镜片，适应美容需求。

设计方面，如散光设计、多焦设计的逐步发展。散光设计主要应用于高散光患者，通过各种稳定设计，如周边棱镜垂重、ASD 设计、上下薄边设计等，增加镜片在角膜表面的稳定性，更好地矫正散光。多焦设计主要应用于老视矫正和近视控制领域。随着越来越多的隐形眼镜配戴者步入老视年龄，老视隐形眼镜将会有越来越大的需求，不同设计的多焦镜片以及单眼视镜片等将会为不同需求老视患者带来清晰舒适的全程视觉体验。

同时，多焦设计的隐形眼镜也正在进行一系列的临床试验，可能通过改变眼睛的调节或在周边视网膜形成近视离焦等不同原理，有望应用于青少年近视控制领域。

综上所述，抛弃型隐形眼镜将会因其极大的便利性及确定的健康优势得到快速发展，成为引领隐形眼镜消费市场的主导力量。

隐形眼镜的未来愿景

　　当今隐形眼镜的应用仍然以矫正屈光不正、帮助配戴者获得清晰视力为主，但随着材料和制造技术不断革新，将会越来越多的应用于屈光矫正以外的领域。除前文观点已经涉及的治疗镜（绷带镜）、近视控制和美容隐形眼镜外，在以下领域还会得到深度发展：①滴水成形镜片，即材料创新，用滴眼药水的方法，滴入眼内后形成所需要的度数镜片；②健康监控或预警镜片，作为可穿戴式医疗器械，实时测量生物学指标，如眼压和血糖的测量；③在军事领域的应用；④能用于上网的隐形眼镜。隐形眼镜在这些新兴领域的应用，除了不断吸引新的配戴者加入隐形眼镜队伍，也展现了隐形眼镜在新科技、新技术有力推动下拥有的美好发展前景。

36. 健康监测镜在医疗领域内的应用

健康监测镜作为可穿戴式医疗器械，可实时测量生物学指标。对于此类隐形眼镜来说，主要将安装有传感器类的监测系统装置，以隐形眼镜方式戴在眼表，监测全身性指数或眼内问题指数（图 27）。

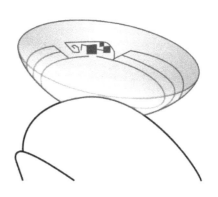

图 27　实时测量血糖的隐形眼镜

目前应用领域是青光眼眼压，包括诊断性测量和用药监控测量。对可疑或已确诊为青光眼的患者配戴健康监测镜，如能准确测量 24 小时眼压，将为后续治疗方案的确定提供有力依据和支持。Matteo Leonardi 等在抛弃型隐形眼镜中嵌入传感器，给猪眼配戴，通过测量角膜在不同眼压状态下曲率的改变实时测量眼压大小和波动。结果表明，该技术具有微创、重复性好、不受活动限制等优点，并且可在睡眠状态下持续测量，获得 24 小时眼压，为青光眼的诊断和治疗开拓了新方法。

谷歌公司在推出谷歌眼镜后，目前又申请到一项关于隐形眼镜的专利，即在隐形眼镜中嵌入一个泪液收集传感器，实时监测泪液中的糖水平，一旦超过警戒值，即可通过内置微型 LED 灯提醒配戴者。

随着医疗器械研发的不断创新，信息技术的蓬勃发展，人们对便利医疗的不懈追求，可配戴式医疗器械必将成为一种新的发展趋势。而隐形眼镜由于直接接触眼表，又浸泡在泪液中，外形美观，价格低廉，作为可配戴式医疗器械测量载体具有极大优势。

37. 健康监测镜在医疗领域以外的应用

（1）在军事领域的应用

美国 Innovega 公司目前正在研发一款最新军用隐形眼镜（图28），这款产品利用纳米科技制成，轻巧纤薄，无须电力驱动，由位于眼球中心的微型屏幕和一对内置半透明超轻隐形眼镜组成，并与一副轻重量内置半透明屏幕的眼镜结合在一起工作，使用者戴上该眼镜就相当于在距离 3 米处观看 6 米距离的电视。在

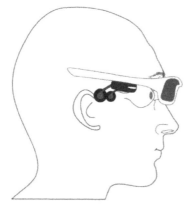

图 28　Innovega 公司的军事隐形眼镜效果图

战场上，它能接收远程摄像机、军用无人机或卫星采集的数据、图片和视频信息，直接投射在距离眼球极近的微型屏幕上，使士兵通过这种高科技技术，直接了解战场信息，极大提高他们的警觉性、安全性和生存能力。

（2）在摄影领域的应用

某高科技公司最近研发了一款高科技智能型隐形眼镜。这款隐形眼镜拥有相机、天线及多种运动感应器，可以通过眨眼控制，进行照片拍摄，还可以连接到个人智能手机上，进行简单的资料运算（图29）。

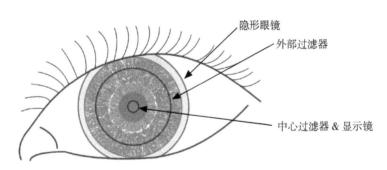

图29 高科技聚焦隐形眼镜示意图

（3）在娱乐领域的应用

增强现实（augmented reality，AR）隐形眼镜，又称为混合现实，它通过计算机技术，将虚拟信息应用到真实世界，真实环境和虚拟物体实时叠加到了同一个画面或空间，可同时存在。不同于人类可以感知的信息，它不仅展现了真实世界信息，而且将虚拟信息同时显示出来，两种信息相互补充、叠加（如把一个虚拟三维玫瑰花影像放在一个真实花瓶里，而且随着使用者在房间里走动，还要让这个虚拟玫瑰花固定在那个位置）。

三星公司设计的 AR 隐形眼镜可以直接将虚拟画面投射到视网膜，该公司与美国 six Flags 游乐园、Oculus 合作，结合云霄飞车和虚拟实境（virtual reality，VR）显示器，推出虚拟实境云霄飞车，给游玩者全新的刺激体验。

华盛顿大学正在研发一种能上网的隐形眼镜，这种隐形眼镜上排列着一个 LED 集合，可以在眼前形成各种图像。这种镜片大部分材料是半透明的，人们戴着它可以自由活动。这种眼镜还能识别人面部特征，并显示所见者生平，还能将一种语言翻译成另一种语言，便于人们看懂屏幕上显示的字幕。

科技改变生活，科技带来更多便利、更多惊喜。相信在不久的将来，我们能看到隐形眼镜带来的更多神奇创新。

专业化是隐形眼镜配戴的安全保证

　　现在许多人选择隐形眼镜主要出于以下相关需求：矫正屈光不正，如近视、远视和散光可以通过隐形眼镜矫正；美观，如配戴隐形眼镜后没有框架眼镜束缚，面容外形更自然，女性选择较多，特别是有色隐形眼镜配戴后美容眼睛；运动方便，例如打篮球、跑步、登山等运动时，戴上隐形眼镜会更加方便，是男性选择隐形眼镜的主要需求。此外，隐形眼镜在娱乐、军事、医疗监测、现代虚拟技术等很多领域还拥有有意义的发展前景。

　　但是，从安全角度和国家行业管理角度来看，隐形眼镜属于医疗器械，这已经是世界上的一种共识。在美国和中国，隐形眼镜都属于三类医疗器械。

　　既然隐形眼镜是一种医疗器械，生产、销售、验配和使用就不能简单地当成一种商品，其具有极强的专业化。

38. 专业化的监管

由于中国历史的原因，隐形眼镜一直在眼镜店里销售较多，同一般眼镜一样，直接在眼镜店里即可购买。事实上中国对待隐形眼镜这种三类医疗器械有一些专业化的监管。

CFDA 是医疗器械的管理部门，针对隐形眼镜出台了一系列法规和条例。其中《医疗器械经营企业许可证管理办法实施细则（试行）》针对隐形眼镜经营验配进行了特殊规定。

（1）隐形眼镜是直接接触人体角膜的产品，属三类医疗器械，凡经营隐形眼镜的企业，必须取得《医疗器械经营企业许可证》后，方可经营。

（2）经营隐形眼镜企业申请《医疗器械经营企业许可证》，从事验配的企业还应具备以下条件：①应具备对验配人员提供专业培训和指导的能力。②经营场所应宽敞、明亮，并设置有检查室、验光室、配戴台和洗手池，且有良好的卫生条件。③企业应配备相应的验配设备，主要有检影镜、镜片箱、电脑验光仪或综合验光仪、裂隙灯、焦度仪、角膜曲率计等。④企业应配备验配人员。验配人员应具有经劳动部门认可的验光员资格，从事验配业务前应按产品要求，进行相应的培训。

（3）应严格执行《医疗器械经营企业许可证管理办法实施细则（试行）》规定，制定并严格执行验配人员职责、隐形眼镜验配程序、隐形眼镜质量检测制度、隐形眼镜卫生制度。

此外，在医院系统里有医疗器械不良反应上报制度，当发现隐形眼镜引起的不良反应后登记上报，并进行有效处理。温州医科大学附属眼视光医院曾经作为国家药监局隐形眼镜不良反应监测中心进行角膜塑形镜不良反应调研，通过研究结果分析，OK镜应该有规范的配备流程、专业的验配人员和技术等，才能使相应不良反应得到及时并良好的控制。

39. 专业化的验配者

隐形眼镜被列为三类医疗器械的主要原因是和人眼相接触，既然相接触就存在镜片和人眼角膜相互作用，使用不当容易引起人眼不良反应。所以专业化验配者起到非常关键的作用。

销售隐形眼镜需要办理隐形眼镜的医疗器械经营许可证，申办许可证具体针对医用光学器具、仪器及内窥镜设备（如软性隐形眼镜、硬性隐形眼镜及护理液）的要求：①眼镜、隐形眼镜验配产品的企业，应具备医学专业大学专科（含）以上学历或中级验光师资格的专业技术人员。②经营场所使用面积（含同一址仓库）应不低于 60m²。③应设置单独的验光室，视距达到 5m，或设置有 2.5m 反光镜，并具备暗室条件；应设置配戴区等验配场所，配备洗手池、干手器、电脑验光仪、验光试片箱、裂隙灯、显微镜、视力表、检眼镜，经营硬性隐形眼镜还应配备角膜曲率计等仪器；所有的检测仪器需经计量检定合格并在有效期内使用。

经临床调查和研究分析，专业化的验配者应该是一支训练有素的团队，尤其涉及角膜塑形、儿童特殊验配、眼疾处理等更需要专家型团队来运行。温州医科大学等牵头的医科院校，设置了眼视光医学专业，五年制医学生毕业后有医生资质和处方权，经过住院医生培训，在隐形眼镜验配专业化发展中起到主力军作用。同时，包括温州医科大学在内的不少大学或专科院校，设置了眼视光技术类专业，所培养的眼视光学技术人才是验配转化中的有生力量。各专业机构或专业行业协会设置了严谨规范的验光、验配或视觉健康和功能检查的系统训练课程，都是对建设专业队伍的支撑，是对隐形眼镜安全的基本保障。

40. 专业化的验配流程

隐形眼镜作为特殊医疗器械有着特有的专业化验配流程。

（1）问诊：医生需要通过问话和交流了解患者关键信息，这些信息会帮助医生做隐形眼镜选择的判断。如：有没有服药？因为某些药物会改变泪液质量，影响泪液稳定性，所以服药期间不太适合戴隐形眼镜；之前戴过什么样的隐形眼镜？用什么护理液？这些信息可以给医生选择不同种类的隐形眼镜做参考。

（2）验光：一般配眼镜都需要的步骤，但是验光度数不能简单当成隐形眼镜度数，因为隐形眼镜紧贴着眼睛，需要把验光度数按照一定的公式换算成隐形眼镜的度数（如验光的度数是近视 −6.00D，隐形眼镜只需要戴 5.50D）。

（3）角膜曲率测量：用来测量人眼角膜弯曲度，隐形眼镜镜片的主要参数除了度数以外，还有基弧，这个参数表示镜片弯曲度，而镜片弯曲度要和人眼角膜弯曲度相匹配。

（4）眼健康检查：很多情况是不能配戴隐形眼镜的，如角膜炎、结膜炎、角膜异物等，医生需通过裂隙灯显微镜等仪器对眼睛进行检查，然后评估是否可以配戴隐形眼镜。

（5）选择镜片参数：根据检查获得的信息选择合适镜片，包括镜片类型、镜片型号、镜片配戴时间以及护理液类型等。必要时还需让配戴者试戴，在裂隙灯下评价是否合适。

（6）护理宣教：隐形眼镜的健康配戴离不开护理系统的保护，所以需要教授配戴者如何戴上和取下镜片，避免不合理动作伤及眼睛。此外，隐形眼镜清洗步骤和清洗时间安排都需要配戴者学习并熟练掌握。

（7）定期随访和问题处理：隐形眼镜配戴后需要复查，配戴随访过程中医生对人眼做出一定健康评估，判断是否能继续配戴，同时对配戴过程中出现的视力问题、眼睛发炎问题等进行有针对性处理。

以上是隐形眼镜专业化的验配流程，建立隐形眼镜验配和配戴档案显得尤为重要。

41. 专业化的公众教育

隐形眼镜的专业术语为接触镜，以提醒它与眼睛是接触的，不同于框架眼镜。由于在中国出现时间较短，公众对隐形眼镜的认识和理解还有待提升，对隐形眼镜的种类和适用范围还不太了解，这些都需要专业化的公众科普教育。随着现在媒体健康栏目对隐形眼镜配戴误区进行正确宣教，提高公众科普知识，隐形眼镜的正确普及和安全监控，隐形眼镜向着更有效、更安全、更舒适的方向发展。

42. 复杂问题需要专科医生的介入

隐形眼镜不仅仅用于矫正屈光不正，还有更多特殊应用，再加上特殊隐形眼镜出现，使得隐形眼镜配戴后出现的情况更加复杂、多样化。如配戴 OK 镜后裸眼视力提高了，但视觉质量有所下降，配戴过程中镜片和角膜的配适关系出现不合适情况，容易引起角膜并发症（如角膜点染、角膜擦伤、角膜色素环等），严重时则出现角膜溃疡、感染和瘢痕等，处理起来需要角膜专科医生等介入。

目前一种发展趋势是隐形眼镜验配眼视光医生和角膜病专科医生形成一个团队，眼视光医生在验配特殊隐形眼镜时如果涉及角膜特殊问题，需要邀请角膜病专科医生介入诊治；角膜病专科医生处理好角膜问题后一般还继续存在屈光方面的问题，则需要邀请眼视光医生给予配合进行隐形眼镜特殊验配，从而提高矫正视力。这种不同专业方向的医生协力配合使隐形眼镜最大限度地发挥作用，又将风险控制到最低。温州医科大学附属眼视光医院建立了多层次诊疗协作流程，全科门诊、专科门诊、视光门诊、角膜等眼专科门诊、视觉康复中心以及接触镜门诊相互转诊、相互会诊和相互协作，形成了全程、全面的隐形眼镜保障诊疗环，这些团队型诊疗或验配工作的探索及其经验总结，将为隐形眼镜配戴的安全和有效提供宝贵科学依据和方法。

43. 有效的安全监控

隐形眼镜的有效和安全，涉及政府、厂家、验配机构、公众和配戴者。隐形眼镜的安全监控需要各方努力，协同合作。

政府出台产品国家标准、隐形眼镜管理法规、隐形眼镜产品注册要求和流程、临床试验标准与审核、隐形眼镜经营许可证审批和监管、医疗器械不良反应汇总和监管等。

厂家负责按照国家政府要求生产出合格产品，按规定进行临床试验，按法规进行产品注册，按规定进行产品说明书设计，在政府规定范围内进行经营，对问题产品进行溯源，对不良反应进行监控和负责。

验配机构取得合法经营权，按照要求进行规范验配，经营合法合规的隐形眼镜及其护理液，有合格的验配人员、场地和仪器，有医生团队做安全保障，有对不良反应的正确应对措施和对外科普宣教能力。

公众和配戴者，加深对隐形眼镜的科学理解，严格按照医生处方配镜和选镜，及时随访检查。

应该说只要验配各个方面都对隐形眼镜的安全负责，作为一个系统运行，各司其职又相互协作，就能使得隐形眼镜的安全监控落到实处。

参考文献

1. Sánchez Ferreiro AV, Muñoz Bellido L. Evolution and history of contact lenses. Arch Soc Esp Oftalmol，2012，87（8）：265-266.

2. Rohit A，Willcox M，Stapleton F. Tear lipid layer and contact lens comfort： a review. Eye Contact Lens，2013，39（3）：247-253.

3. Konradsen TR，Zetterström C. A descriptive study of ocular characteristics in Marfan syndrome. Acta Ophthalmol，2013，91（8）：751-755.

4. Xie Z，Li L，Liu P，et al. Self-assembled coffee-ring colloidal crystals for structurally colored contact lenses. Small，2015，11（8）：926-930.

5. Quillen EE，Guiltinan JS，Beleza S，et al. Iris texture traits show associations with iris color and genomic ancestry. Am J Hum Biol，2011，23（4）：567-569.

6. 胡诞宁，储仁远，吕帆，等．近视眼学．北京：人民卫生出版社，2009.

7. 吕帆．接触镜学．北京：人民卫生出版社，2011.

8. 钟兴武，龚向明．实用隐形眼镜学．北京：科学出版社，2004.

9. 中华人民共和国国家卫生和计划生育委员会．卫生部关于加强医疗机构验配角膜塑形镜管理的通知（卫医发〔2001〕258 号）.http：//www.moh.gov.cn/mohyzs/ s3585/200804/18754.shtml，2001-11-23.

10. Hiraoka T，Kakita T，Okamoto F，et al. Long-term effect of overnight orthokeratology on axial length elongation in childhood myopia：a 5-year follow-up study. Invest Ophthalmol Vis Sci，2012，53（7）：3913-3919.

11. Cho P，Cheung SW. Retardation of myopia in Orthokeratology （ROMIO） study：a 2-year randomized clinical trial. Invest Ophthalmol Vis Sci，2012，53（11）： 7077-7085.

12. 毛欣杰，黄橙赤，陈琳，等 . 角膜塑形术治疗近视眼安全性的探讨 . 中华眼 科杂志，2010，46（3）：209-213.

13. 毛欣杰，吕帆 . 角膜塑形术的安全因素不容忽视 . 中华眼视光与视觉科学杂 志，2016，18：69-71.

14. Huang J，Wen D，Wang Q，et al. Efficacy Comparison of 16 Interventions for Myopia Control in Children：A Network Meta-analysis. Ophthalmology，2016，123（4）： 697-708.

15. Chan TC，Li EY，Wong VW，et al. Orthokeratology-associated infectious keratitis in a tertiary care eye hospital in Hong Kong. Am J Ophthalmol，2014，158（6）： 1130-1135.e2.

16. Efron N，Morgan PB，Woods CA，et al. An international survey of daily disposable contact lens prescribing. Clin Exp Optom，2013，96（1）：58-64.

17. Efron N，Nichols JJ，Woods CA，et al. Trends in US Contact Lens Prescribing

2002 to 2014. Optom Vis Sci, 2015, 92 (7): 758-767.

18. Efron N, Morgan PB, Helland M, et al. Daily disposable contact lens prescribing around the world. Cont Lens Anterior Eye, 2010, 33 (5): 225-227.

19. Belda-Salmerón L, Ferrer-Blasco T, Albarrán-Diego C, et al. Diurnal variations in visual performance for disposable contact lenses. Optom Vis Sci, 2013, 90 (7): 682-690.

20. Del Águila-Carrasco AJ, Domínguez-Vicent A, Pérez-Vives C, et al. Assessment of corneal morphological changes induced by the use of daily disposable contact lenses. Cont Lens Anterior Eye, 2015, 38 (1): 28-33.

21. Efron N, Morgan PB, Woods CA, et al. International survey of contact lens prescribing for extended wear. Optom Vis Sci, 2012, 89 (2): 122-129.

22. Efron N, Morgan PB, Woods CA. Trends in Australian contact lens prescribing during the first decade of the 21st Century (2000—2009). Clin Exp Optom, 2010, 93 (4): 243-252.

23. Mottet B, Aptel F, Romanet JP, et al. 24-hour intraocular pressure rhythm in young healthy subjects evaluated with continuous monitoring using a contact lens sensor. JAMA Ophthalmol, 2013, 131 (12): 1507-1516.

24. Jones LW, Chauhan A, Di Girolamo N, et al. Expert Views on Innovative Future Uses for Contact Lenses. Optom Vis Sci, 2016, 93 (4): 328-335.

25. Gifford P, Gifford KL. The Future of Myopia Control Contact Lenses. Optom Vis Sci, 2016, 93 (4): 336-343.

26. Maulvi FA, Soni TG, Shah DO, et al. A review on therapeutic contact lenses for ocular drug delivery. Drug Deliv, 2016, 23 (8): 3017-3026.

27. Walsh DV, Jurek GM, McLean WE, et al. Assessment of a Prototype Apache Flight Eyewear. Aerosp Med Hum Perform, 2016, 87 (9): 800-805.

28. Chu M, Shirai T, Takahashi D, et al. Biomedical soft contact-lens sensor for in situ ocular biomonitoring of tear contents. Biomed Microdevices, 2011, 13 (4): 603-611.

29. Farandos NM, Yetisen AK, Monteiro MJ, et al. Contact lens sensors in ocular diagnostics. Adv Healthc Mater, 2015, 4 (6): 792-810.

30. Peng CC, Chauhan A. Extended cyclosporine delivery by silicone-hydrogel contact lenses. J Control Release, 2011, 154 (3): 267-274.

31. Mohammadi S, Jones L, Gorbet M. Extended latanoprost release from commercial contact lenses: in vitro studies using corneal models. PLoS One, 2014, 9 (9): e106653.

32. Jung HJ, Abou-Jaoude M, Carbia BE, et al. Glaucoma therapy by extended release of timolol from nanoparticle loaded silicone-hydrogel contact lenses. J Control Release, 2013, 165 (1): 82-89.

33. Carreira AS, Ferreira P, Ribeiro MP, et al. New drug-eluting lenses to be applied as bandages after keratoprosthesis implantation. Int J Pharm, 2014, 477 (1-2): 218-226.

34. Jones LW, Byrne M, Ciolino JB, et al. Revolutionary Future Uses of Contact

Lenses. Optom Vis Sci，2016，93（4）：325-327.

35. Blackmore SJ. The use of contact lenses in the treatment of persistent epithelial defects. Cont Lens Anterior Eye，2010，33（5）：239-244.

36. Leonardi M，Pitchon EM，Bertsch A，et al. Wireless contact lens sensor for intraocular pressure monitoring： assessment on enucleated pig eyes. Acta Ophthalmol，2009，87（4）：433-437.

37. Goh PP，Shamala R，Chandamalar S，et al. Contact lens--related corneal ulcer：a two-year review. Med J Malaysia，2010，65 Suppl A：120-123.

出版者后记

Postscript

　　1 年时间，365 个日夜，300 位权威专家对每本书每个细节的精雕细琢，终于，我们怀着忐忑的心情迎来了《中国医学临床百家》丛书的出版。我们科学技术文献出版社自 1973 年成立即开始出版医学图书，40 余年来，医学图书的内容和出版形式都发生了很大变化，这些无一不与医学的发展和进步相关。

　　近几年，中国的临床医学有了很大的发展，在国际医学领域也开始崭露头角。以北京天坛医院牵头的 CHANCE 研究成果改写美国脑血管病二级预防指南为标志，中国一批临床专家的科研成果正在走向世界。但是，这些权威临床专家的科研成果多数首先发表在国外期刊上，之后才在国内期刊、会议中展现。如果出版专著，又为多人合著，专家个人的观点和成果精华被稀释。

　　为改变这种零落的展现方式，作为科技部所属的唯一一家出版机构，我们有责任为中国的临床医生提供一个系统展示临床研究成果的舞台。为此，我们策划出版了这套高端医学专著——《中国医学临床百家》丛书。"百家"既指临床各学科的权威专家，也取百家争鸣之义。

丛书中每一本书阐述一种疾病的最新研究成果及专家观点，按年度持续出版，强调医学知识的权威性和时效性，以期细致、连续、全面展示我国临床医学的发展历程。与其他医学专著相比，本丛书具有出版周期短、持续性强、主题突出、内容精练、阅读体验佳等特点。在图书出版的同时，同步通过万方数据库等互联网平台进入全国的医院，让各级临床医生和医学科研人员通过数据库检索到专家观点，并能迅速在临床实践中得以应用。

在与专家们沟通过程中，他们对丛书出版的高度认可给了我们坚定的信心。北京协和医院邱贵兴院士表示"这个项目是出版界的创新……项目持续开展下去，对促进中国临床学科的发展能起到很大作用"。北京大学第一医院霍勇教授认为"百家丛书很有意义"。复旦大学附属华山医院毛颖教授说"中国医学临床百家给了我们一个深度阐释和抒发观点的平台，我愿意将我的学术观点通过这个平台展示出来"。我们感谢这么多临床专家积极参与本丛书的写作，他们在深夜里的奋笔，感动着我们，鼓舞着我们，这是对本丛书的巨大支持，也是对我们出版工作的肯定，我们由衷地感谢！

在传统媒体与新兴媒体相融合的今天，打造好这套在互联网时代出版与传播的高端医学专著，为临床科研成果的快速转化服务，为中国临床医学的创新及临床医生诊疗水平的提升服务，我们一直在努力！

科学技术文献出版社